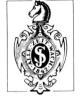

Hochfrequenz-
diathermie
in der Endoskopie

Herausgegeben von
Gerd Lux und Kurt Semm

Mit einem Geleitwort von Ludwig Demling

Mit 99 Abbildungen

Springer-Verlag Berlin Heidelberg New York
London Paris Tokyo

Professor Dr. med. GERD LUX
1. Medizinische Klinik
der Städtischen Krankenanstalten
Gotenstraße 1, 5650 Solingen
Bundesrepublik Deutschland

Professor Dr. med. Dr. vet. h.c. KURT SEMM
Abteilung Frauenheilkunde im Zentrum Operative Medizin I
und Michaelishebammenschule
Universitäts-Frauenklinik, Michaelisstraße 16
2300 Kiel, Bundesrepublik Deutschland

ISBN 3-540-17306-4 Springer-Verlag Berlin Heidelberg New York
ISBN 0-387-17306-4 Springer-Verlag New York Berlin Heidelberg

CIP-Kurztitelaufnahme der Deutschen Bibliothek

Hochfrequenzdiathermie in der Endoskopie
hrsg. von Gerd Lux u. Kurt Semm. Mit e. Geleitw. von Ludwig Demling. –
Berlin; Heidelberg; New York; London; Paris; Tokyo: Springer, 1987.
ISBN 3-540-17306-4 (Berlin . . .);
ISBN 0-387-17306-4 (New York . . .)

NE: Lux, Gerd [Hrsg.]

Dieses Werk ist urheberrechtlich geschützt. Die dadurch begründeten Rechte, insbesondere die der Übersetzung, des Nachdrucks, des Vortrags, der Entnahme von Abbildungen und Tabellen, der Funksendung, der Mikroverfilmung oder der Vervielfältigung auf anderen Wegen und der Speicherung in Datenverarbeitungsanlagen, bleiben, auch bei nur auszugsweiser Verwertung, vorbehalten. Eine Vervielfältigung dieses Werkes oder von Teilen dieses Werkes ist auch im Einzelfall nur in den Grenzen der gesetzlichen Bestimmungen des Urheberrechtsgesetzes der Bundesrepublik Deutschland vom 9. September 1965 in der Fassung vom 24. Juni 1985 zulässig. Sie ist grundsätzlich vergütungspflichtig. Zuwiderhandlungen unterliegenden Strafbestimmungen des Urheberrechtsgesetzes.

© Springer-Verlag Berlin Heidelberg 1987
Printed in Germany

Die Wiedergabe von Gebrauchsnamen, Handelsnamen, Warenbezeichnungen usw. in diesem Werk berechtigen auch ohne besondere Kennzeichnung nicht zu der Annahme, daß solche Namen im Sinne der Warenzeichen- und Markenschutz-Gesetzgebung als frei zu betrachten wären und daher von jedermann benutzt werden dürften.
Produkthaftung: Für Angaben über Dosierungsanweisungen und Applikationsformen kann vom Verlag keine Gewähr übernommen werden. Derartige Angaben müssen vom jeweiligen Anwender im Einzelfall anhand anderer Literaturstellen auf ihre Richtigkeit überprüft werden.

Satz, Druck und Bindung: Kieser, Neusäß
2121/3145-543210

Geleitwort

Die Deutsche Gesellschaft für Endoskopie wurde 1967 in Erlangen mit der Absicht gegründet, endoskopierende Kliniker, Ingenieure, Physiker, Röntgengeräte- und Endoskophersteller an einen Tisch zu bringen. Es sollten weniger die organspezifischen als vielmehr die gemeinsamen fachübergreifenden Probleme erörtert werden. Die heute so oft beklagte zu frühe und zu intensive Spezialisierung der Ärzte, die „Scheuklappenmedizin" wollten wir überwinden. Dieses Symposium (26. Januar 1985) über Hochfrequenzdiathermie in der Endoskopie ist ebenso wie der 16. Kongreß in Erlangen (20./21. März 1987) eine Veranstaltung der Deutschen Gesellschaft für Endoskopie. Diese hat sich vorgenommen, künftig alle mit abbildenden Verfahren des menschlichen Körpers zusammenhängende Themen auszuleuchten, mit dem Ziel, sie für bestimmte Organe und Krankheitsbilder, dem jeweiligen Entwicklungsstand entsprechend, zu gewichten.

Unser Symposium befaßt sich mit der Hochfrequenzdiathermie in der Endoskopie. Endoskopieren heißt seit 15 Jahren in verstärktem Maße nicht nur Schauen, sondern auch Handeln. Dieses Handeln hat die operative Therapie hervorgebracht. Hunderttausende von noch gutartigen Geschwülsten als mögliche Krebsvorstufen wurden weltweit seit den ersten derartigen Eingriffen 1972 in Erlangen entfernt. Über 50000 Menschen wurden mit Hilfe der ebenfalls hier aus der Taufe gehobenen Papillotomie von Gallengangssteinen befreit. Andere Fachgebiete, wie Chirurgie, Urologie und Gynäkologie, können sich in dieser Hinsicht ebensogut präsentieren. Voraussetzung für die operative Endoskopie war es, mit Hilfe von Koagulations- und Schneidestrom heilende Eingriffe vorzunehmen. Es wurden 2 Stromqualitäten verwendet. Gedämpfte, d. h. Hochfrequenzschwingungen mit zunächst hoher, dann aber immer wieder abklingender Amplitude, überwinden durch Spannungsspitzen den Gewebewiderstand, bringen Wärme in die Tiefe und führen zur Koagulation, d. h. zum Verkochen oder Verkohlen von Eiweiß. Die kontinuierliche ungedämpfte mittlere Spannung des sog. Röhrenstroms kann nur die Stellen direkt vor der Schneideelektrode auf über 100 °C aufheizen. Das führt zum Kochen des Zellwassers, zum Zerreißen der Zelle und damit zum Effekt des Schneidens. Eine Wärmeableitung in die Tiefe findet hier in nennenswertem Maße nicht statt. Methoden, diese Stromarten zu erzeugen und zum Koagulieren, Schneiden sowie der sehr wichtigen inneren Blutstillung anzuwenden, sind unsere Themen. Die Einfachheit der Applikation und die Sicherheit des jeweils angestreben Effekts sind das Ziel. Der kraftvolle Laserstrahl, der in letzter Zeit zum Eröffnen von geschwulstbedingten Organeinengungen in Form hoher Wärmeenergie und zu unblutigen operativen Eingriffen am Auge, hier teilweise gepulst und in Form mechanischer Energie, verwendet wird, ist heute noch kein Thema. Wir hoffen, daß wir diese Tagung in kurzer Zeit, buchstäblich im Lichte des Lasers und seiner neuen Möglichkeiten, fortsetzen können. Dann wird es nicht nur um Koagulieren, Schneiden, Blutstillen, sondern auch um die Zerstörung großer, bösartiger Geschwülste und möglicherweise auch um das Zerbrechen von Konkrementen gehen. Seien wir heute eher bescheiden in dem Sinne, daß wir das z. Z. Machbare möglichst perfekt gestalten. Denn die Perfektion erst ist es, welche die Kreativität krönt.

Erlangen, im Januar 1987   LUDWIG DEMLING

Vorwort

Bis heute gibt es wohl kaum noch eine Körperhöhle, in die wir nicht mit Hilfe der Endoskopie, d. h. mit dem Auge, zur klaren Diagnostik eindringen können.

War ehedem die Diagnose das fast ausschließliche Ziel der Endoskopie, so ist dies heute durch neue, nicht aggressive diagnostische Verfahren wie Ultraschall, Computertomographie und MR weitgehend verdrängt. So sind jetzt die endoskopischen Chirurgen aufgerufen, die Bedeutung der Endoskopie für die Zukunft zu erhalten. Unter Minimalisierung des traumatischen Eingriffes gelingt es heute schon in vielen Fachbereichen, ehemals große operative Eingriffe aus der Perspektive kleiner Einstiche zu operieren. Dies führt nicht nur zu einer wesentlichen Verkürzung der Hospitalisierungszeit, sondern verkürzt auch die Rekonvaleszenzzeit auf wenige Tage, was volkswirtschaftlich von noch größerer Bedeutung ist.

Als Beispiel sei hier nur aus dem Gebiet der Gynäkologie die operative Therapie einer Eileiterschwangerschaft zu nennen, die, auf endoskopischem Wege durchgeführt, rein physisch dem Streß einer Eileitersterilisierung gleichzusetzen ist und durch den Wegfall des großen Bauchschnittes die Patientin nach wenigen Tagen wieder in die Lage versetzt, ihren normalen Lebensgewohnheiten nachzugehen.

Das Problem der Chirurgie ist allgemein neben der Technik der Schnittführung das der Blutstillung. Bislang gab es in der Endoskopie lediglich die Möglichkeit, mittels Hochfrequenzstrom erzeugte destruktive Wärme anzuwenden, um damit eine mehr oder minder sichere Blutstillung herbeizuführen. Dabei hat man wesentliche physikalische Gesichtspunkte, d. h. Charakteristika des Hochfrequenzstromes, außer acht gelassen. Als Folge davon entstanden schwere Verbrennungen im Bereich des menschlichen Körpers, insbesondere bei der endoskopischen Abdominalchirurgie im Bereich von Darm, Harnleiter und großen Gefäßen. Eigene wissenschaftliche Erkenntnisse zeigen jedoch, daß zur Blutstillung lediglich Temperaturen von ca. 100 °C nötig sind, um Proteine gerinnen zu lassen, was eine sichere Blutstillung garantiert.

Die Erfahrung zeigte aber, daß der Hochfrequenzstrom – monopolar oder bipolar angewandt – in geschlossenen Körperhöhlen in bezug auf seine Steuerung keiner sicheren Kontrolle des Operateurs unterliegt. Auf der anderen Seite sollte es am Ende des 20. Jahrhunderts nicht mehr akzeptabel sein, daß menschliches Gewebe unbekannter Widerstandsgröße als Widerstand benutzt wird zur Erzeugung von unkontrollierter Wärme. In einem Zeitalter, das im Bereich der Technik alles exakt mißt, sind wir auch in der Medizin aufgerufen, Techniken, die bis heute ohne besondere Kritik zur Verbrennung menschlichen Gewebes angewandt wurden, meßtechnisch in den Griff zu bekommen.

Die Autoren dieses Buches haben sich dieses Ziel zueigen gemacht, durch kritische Prüfung der heutigen Techniken dem Leser wichtige Hinweise für eine sachgerechte Anwendung destruktiver Wärme im Rahmen der operativen Endoskopie zu geben.

Das vorliegende Buch trägt nicht nur den Stand unseres gegenwärtigen Wissens über optimale Methoden zur Nutzung des elektrischen Stromes in der Endoskopie zusammen, sondern erfaßt und empfiehlt auch den Einsatz derselben.

Einerseits dienen die hier zusammengetragenen Erkenntnisse dem Kliniker als vertretbare Leitschiene, andererseits dem Juristen als dem Hüter des Vertretbaren als Basis für seine Rechtsfindung.

Kiel und Solingen, im Februar 1987
KURT SEMM
GERD LUX

Inhaltsverzeichnis

Grundlagen, Patientensicherheit

Elektrophysiologische Grundlagen
H.-D. REIDENBACH 3

Aufbau von Hochfrequenzdiathermiegeräten
E. ROOS 15

Möglichkeiten und Probleme der Standardisierung der
Hochfrequenzleistung
G. FARIN 33

Hochfrequenzstrom in der Pelviskopie –
monopolare und bipolare Anwendung
K. SEMM 59

Angepaßte Hochfrequenzleistungszufuhr –
vorprogrammiert oder computergesteuert
P. NEUMANN 77

Besondere Aspekte von Diathermieanwendungen beim
Schrittmacherpatienten
R. THULL und M. SCHALDACH 87

Hochfrequenzdiathermie in der Gastroenterologie

Polypektomie – Röhrenstrom oder Funkenstreckenstrom?
R. OTTENJANN 97

Blutstillung – bipolar
W. LESTERHUIS 105

Elektrotomie unter Flüssigkeitsapplikation
H.-D. REIDENBACH 115

Hochfrequenzdiathermie in der Gynäkologie

Unterschiedliche Wirkung der Hochfrequenzdiathermie und der
Tubenendokoagulation auf das Endometrium
H.-H. RIEDEL 127

Hochfrequenzdiathermie in der Urologie

Automatisch geregelter Hochfrequenzgenerator für die Urologie
G. FLACHENECKER 149

Sachverzeichnis 157

Mitarbeiterverzeichnis

DEMLING, L.
Medizinische Klinik mit Poliklinik, Krankenhausstraße 12
8520 Erlangen, Bundesrepublik Deutschland

FARIN, G.
Erbe Elektromedizin GmbH, Ebertstraße 35, Postfach 1420
7400 Tübingen, Bundesrepublik Deutschland

FLACHENECKER, G.
Institut für Hoch- und Höchstfrequenztechnik, Universität der
Bundeswehr München, Werner-Heisenberg-Weg 39, 8014 Neubiberg
Bundesrepublik Deutschland

LESTERHUIS, W.
Gastro-enterologie, Andreas Ziekenhuis, Theophile de Bockstraat 8
NL-1058 NR Amsterdam, Niederlande

LUX, G.
1. Medizinische Klinik der Städtischen Krankenanstalten
Gotenstraße 1, 5650 Solingen, Bundesrepublik Deutschland

NEUMANN, P.
Landshuter Straße 8, 8301 Furth bei Landshut, Bundesrepublik
Deutschland

OTTENJANN, R.
I. Medizinische Abteilung des Städtischen Krankenhauses München-
Neuperlach, Oskar-Maria-Graf-Ring 51, 8000 München 83
Bundesrepublik Deutschland

REIDENBACH, H.-D.
Institut für Hochfrequenz- und Übertragungstechnik, FH Köln –
IHFT, Betzdorfer Straße 2, 5000 Köln 21, Bundesrepublik Deutschland

RIEDEL, H.-H.
Abteilung Frauenheilkunde, Zentrum für Operative Medizin I
Christian-Albrechts-Universität Kiel und Michaelis-Hebammenschule
Hegewischstraße 4, 2300 Kiel, Bundesrepublik Deutschland

ROOS, E.
Gebrüder Martin OHG, Medizin-Technik, Postfach 60, 7200 Tuttlingen
Bundesrepublik Deutschland

SCHALDACH, M.
Zentralinstitut für Biomedizinische Technik der Universität
Erlangen-Nürnberg, Turmstraße 5 und 7, 8520 Erlangen
Bundesrepublik Deutschland

SEMM, K.
Abteilung Frauenheilkunde im Zentrum Operative Medizin I
und Michaelis-Hebammenschule, Universitätsfrauenklinik
Michaelisstraße 16, 2300 Kiel, Bundesrepublik Deutschland

THULL, R.
Zentralinstitut für Biomedizinische Technik
Universität Erlangen-Nürnberg, Turnstraße 5 und 7, 8520 Erlangen
Bundesrepublik Deutschland

Grundlagen, Patientensicherheit

Elektrophysiologische Grundlagen

H.-D. Reidenbach

Die Elektrophysiologie – auch Elektrobiologie genannt – wurde durch die bekannten Experimente Galvanis im 18. Jahrhundert begründet und beschreibt eine Fachrichtung, die sich u. a. mit den Reaktionen lebender Organismen auf elektrische Stimulierung befaßt.

Nach unserem heutigen Wissensstand erfolgt der lebenswichtige Informationsaustausch zwischen den Nervenzellen durch Veränderungen des elektrischen Potentials. Dabei wird die in Ruhe bestehende Potentialdifferenz, die durch eine für verschiedene Ionen unterschiedliche Permeabilität der Zellmembran bedingt ist und zur Polarisation der Zelle führt, z. B. durch einen sog. überschwelligen, hinreichend langen, elektrisch ausgelösten Reiz infolge Ionenkonzentrationsverschiebung an der Membran, verändert, und es kommt zur Depolarisation. Diese reizbedingte Potentialverschiebung wird nun z. B. von den Nervenzellen und -fasern über die motorischen Endplatten zu den Muskelzellen transferiert. Muskelzellen antworten als chemodynamische Einheiten auf eine Potentialveränderung mit einer Verkürzung der kontraktilen Elemente.

Während für die Latenzzeit ca. 1 ms angesetzt werden kann, beträgt die Kontraktionszeit mindestens 10 ms.

Da in biologischem Gewebe, das sich aus verschiedenen elektrolytischen Leitern zusammensetzt, in denen die unterschiedlichen intra- und interzellulären Salzlösungen durch Membranen getrennt sind, prinzipiell ein Strom fließen kann, führt dieser bei Gleichstrom und bei niederfrequentem Wechselstrom zu einer Wanderung von Salzteilchen aus einer Zelle in eine andere. Hierdurch wird die Isotonie der Zellen zueinander gestört und kann auch durch die aufgrund physiologischer Gegebenheiten vorhandene Diffusion nicht wieder hergestellt werden.

Die Durchströmung mit einem sinusförmigen Wechselstrom oder mit Strömen anderer Kurvenform führt zu elektrochemischen Konzentrationsänderungen in mit der Stromrichtung wechselndem Sinne. Da diese Vorgänge der elektrochemischen Energieumwandlung naturgemäß auch in der Umgebung der Nerven erfolgen, kommt es bei

Überschreitung eines bestimmten Schwellenstromwerts zu einer physiologischen Wirkung, d. h. zur Ausübung eines Reizes auf die entsprechenden Nerven.

Ein Gleichstrom mit einer Stromstärke von 1-2 mA - manchmal bereits bei 0,1 mA - führt wegen des permanent anstehenden Reizmusters zu einer Dauerkontraktion als Reizantwort. Bei entsprechend großer Stromstärke können neben starken Reizerscheinungen schwere Zell- und Gewebeschädigungen auftreten.

Da die Durchführung konventioneller elektrochirurgischer Maßnahmen aber bei niederfrequenten Wechselströmen wegen der faradischen Reizung nicht mit unterschwelligen Leistungen möglich ist, bedarf es hochfrequenter Ströme, bei denen die Zeitdauer einer Halbwelle - also eines Einzelreizereignisses - kleiner als die Mindestreizdauer ist. Eine Erregung im Takte der Frequenz ist dabei ausgeschlossen, da es in der relativ kurzen Zeit zwischen 2 Stromrichtungswechseln nicht mehr zu solchen Ionenverschiebungen kommen kann, die ausreichen würden, um die für das Auftreten eines elektrophysiologisch nachweisbaren reaktiven neuromuskulären Reizes erforderliche Konzentrationsänderung hervorzurufen.

Mit wachsender Frequenz nimmt daher die reizauslösende Ionenwanderung ab, und es tritt nur noch eine Widerstandswärme im stromdurchflossenen Gewebe in Erscheinung.

Nach Nernst ist die physiologische Reizwirkung proportional der Intensität des Wechselstroms und umgekehrt proportional zur Wurzel aus der Frequenz.

Reizfreiheit herrscht nach Gildemeister erst bei höherfrequenten Strömen ab etwa 200-300 kHz.

Unter Hochfrequenz (HF) wird nach DIN 40 015 der Frequenzbereich von 30 kHz-300 MHz verstanden. Dieser umfaßt damit die Bereiche der Lang-, Mittel-, Kurz- und Ultrakurzwellen. Der hier zu diskutierende Frequenzbereich reicht etwa von 200 kHz-2 MHz und entspricht damit dem Wellenlängenintervall von 1500-150 m.

Die untere Frequenzgrenze wird durch die faradische Reizung der Nerven und Muskeln bestimmt, während für die obere Frequenzgrenze Leitungs-, Abstrahlungs- und Energieankopplungsprobleme zu nennen sind. Gleichwohl haben wir schon vor 10 Jahren bei 2,45 GHz - also im Mikrowellengebiet - Koagulationen durchgeführt.

Wenn wir heute über Hochfrequenzdiathermie sprechen, so liegt diesem Titel eigentlich eine begriffliche Undifferenziertheit zugrunde, denn der endoskopische Einsatz von HF-Strömen hat z. B. mit der klassischen Diathermiebehandlung - ein Begriff, der 1909 von Nagelschmidt eingeführt wurde - nur die Verwendung relativ langer Wellen gemeinsam, unterscheidet sich aber methodisch bedingt ganz wesentlich von dieser älteren Therapieform, indem dort eine Durchwärmung eines Körperteils oder des ganzen Körpers, hier aber nur eine lokale Wechselwirkung angestrebt wird. Es ist daher besser, von der Hochfrequenzchirurgie zu sprechen, will man sich nicht mit „chirurgischer Diathermie" bescheiden.

Unter Hochfrequenzchirurgie versteht man die Anwendung von HF-Energie zur Veränderung oder Zerstörung von Gewebezellen und zur Durchtrennung bzw. Entfernung von Gewebe in Verbindung mit mechanischer Operationstechnik.

Eine quantitative Unterscheidung der HF-Chirurgie kann in HF-Koagulation, eine Gewebeverkochung unter volumenhafter Wärmeerzeugung, und in HF-Tomie, eine Gewebetrennung bzw. -entfernung bei punkt- oder flächenhafter Wärmeerzeugung, vorgenommen werden.

Für die Ausbreitung des Hochfrequenzstroms in biologischem Gewebe kann man bis etwa 1 MHz oft näherungsweise ohmsche Widerstandsverhältnisse zugrunde legen. Bei höheren Frequenzen muß das Gewebe als komplexer Widerstand beschrieben werden, da die elektrischen Polarisationserscheinungen der Materiebausteine zu Stromleitungseffekten führen, die vom verlustbehafteten Kondensator bekannt sind. Mit wachsender Frequenz dominiert die sog. dielektrische Leitfähigkeit gegenüber der rein ohmschen elektrischen Leitfähigkeit (Abb. 1).

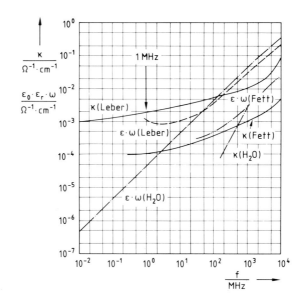

Abb. 1. Elektrische Leitfähigkeit $\varkappa$ und dielektrische Leitfähigkeit $\varkappa_\varepsilon = \varepsilon \cdot \omega$ von Fett- und Lebergewebe als Funktion der Frequenz f (Mittelwerte)

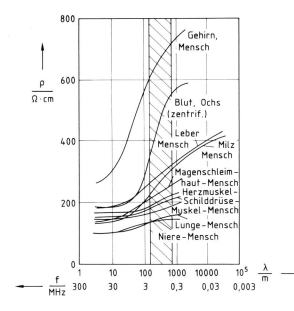

Abb. 2. Dispersionsverlauf des spezifischen Widerstands ρ (Mittelwerte) für verschiedene Körpergewebe; schraffierter Bereich HF-Chirurgiebereich

Die pro Volumen entstehende Wärmemenge ist gemäß des Joule-Gesetzes proportional dem Quadrat der Stromstärke, dem Widerstand des elektrolytischen Gewebeleiters und der Dauer des Stromflusses, während die daraus resultierende Temperaturerhöhung im Gewebe umgekehrt proportional zur Masse des Gewebes und zu dessen spezifischer Wärmekapazität steigt.

Einer direkten Anwendung dieser Aussagen mit dem Ziel einer mathematisch-exakten Analyse sind aber bei der Hochfrequenzchirurgie dennoch Grenzen gesetzt.

Zum einen ist das biologische Gewebe als elektrolytischer Leiter in einer so großen Mannigfaltigkeit vorhanden (Abb. 2), wozu auch noch eine interindividuelle Unterschiedlichkeit kommt, daß eine breite Palette an spezifischen elektrischen Widerständen vorkommt (Abb. 3), und zum anderen hängen diese Werte ebenso wie diejenigen der spezifischen Wärmekapazität sowohl von den normalen physiologischen als auch von den pathologischen Bedingungen und dynamischen Zuständen ab.

Man kann aber trotzdem die aus der Widerstandserwärmung resultierenden Zusammenhänge in einer Vielzahl von Fällen durch ein Modell näherungsweise erfassen.

Normales Körpergewebe hat je nach Gewebeart im Frequenzbereich von 0,3–1 MHz einen spezifischen elektrischen Widerstand

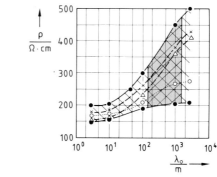

Abb. 3. Streubreite des Verlaufs der Dispersionskurve des spezifischen Widerstands ρ für Lebergewebe (frisches Sektionsmaterial, $\vartheta = 23\,°C$); HF-Chirurgie (150–1500 m)

zwischen 50 und 3300 $\Omega \cdot cm$. Diese Werte zeigen ebenfalls eine Temperaturabhängigkeit (Abb. 4). Der Übergangswiderstand liegt bei der HF-Koagulation je nach Elektrodengröße etwa zwischen 10 und 600 Ω. Dabei betragen die therapeutisch destruktiv wirksamen Stromdichten bis zu einigen 100 mA/cm².

Die physiologisch gegebenen Verhältnisse der Durchblutung des Gewebes sowie die progressive Flüssigkeitsabnahme unter Hochfrequenzstromeinwirkung verändern die hier so bedeutungsvollen Kennwerte des elektrischen Widerstands und der Wärmekapazität. Insbesondere die durch eine im Gefolge einer erwärmungsbedingten Hyperämie auftretende vermehrte Durchblutung des Gewebes sorgt für eine nachhaltige Kühlung durch Abtransport eines Teils der strominduzierten Widerstandswärme.

Damit überhaupt ein elektrischer Strom fließen kann, benötigt man einen geschlossenen elektrischen Stromkreis, der bei der Hochfrequenzchirurgie aus einem HF-Generator, Hin- und Rückleitung, einer

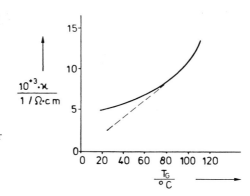

Abb. 4. Elektrische Leitfähigkeit $\varkappa$ als Funktion der Gewebetemperatur T_G (Material: Schweineleber)

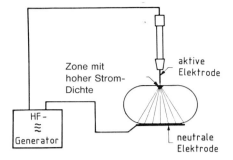

Abb. 5. HF-Chirurgiestromkreis (Prinzip)

Arbeits- oder Aktivelektrode und einer – in der Regel – großflächigen Neutralelektrode besteht (Abb. 5).

In einem elektrischen Stromkreis tritt nun sowohl an Stellen geringen Querschnitts als auch im Bereich geringer elektrischer Leitfähigkeit eine Erwärmung auf. Beide Faktoren treffen unter der Arbeitselektrode zu, d. h. hier kommt es zu der gewünschten Wärmeentstehung. Dabei bleibt die Elektrode selbst – wenigstens bei Koagulationselektroden – wegen ihres guten Wärmeleitungsvermögens nahezu kalt.

Will man modellmäßig zu einem Verständnis der Hochfrequenzchirurgie kommen, so geht man am einfachsten zunächst von einem homogenen temperaturunabhängigen Gewebe aus und erhält eine vereinfachte Darstellung der elektrischen Feldlinien und der zugehörigen Isothermen. In einem solchen Modell nimmt die Stromdichte quadratisch mit der Entfernung von der Arbeitselektrode ab, d. h. auch die Temperatur durch den fließenden HF-Strom nimmt rasch, und zwar umgekehrt mit dem Radius zur 4. Potenz von der Oberfläche der Elektrode aus, ab (Abb. 6).

Durch Wärmeleitung wird aber bis zu einem gewissen Grad für Nachschub in darunterliegende Gewebeschichten gesorgt, wodurch sich eine allmählich in das der Oberfläche benachbarte Gewebe übergehende quasi-homogene Reaktionszone ausbildet.

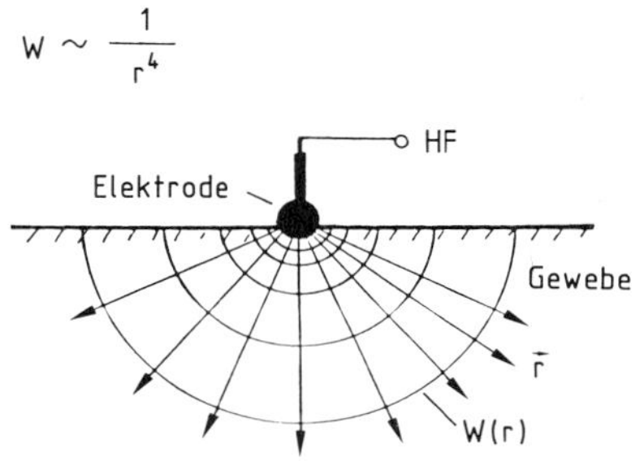

Abb. 6. Stromverteilung und Isothermen

Die Form der Arbeitselektrode wird durch die Art des hochfrequenzchirurgischen Eingriffs und die Anwendungstechnik gewissermaßen vorgegeben. Daneben ist die Art des Hochfrequenzstroms von Bedeutung, d. h. auch die Kenngrößen Hochfrequenzspannungsamplitude und Spannung-Zeit-Verlauf sind für die entstehende Gewebereaktion verantwortlich.

Letztlich bestimmt die thermodynamische Bilanz am Übergang der aktiven Elektrode zum Gewebe die Art und das Ausmaß der Wechselwirkung der hochfrequenten Ströme mit dem biologischen Material.

Dabei steht auf der einen Seite im wesentlichen die zugeführte elektrische Energie und – unter Beachtung des jeweiligen Wirkungsgrads – deren Umwandlung in eine bestimmte Wärmemenge, und auf der anderen Seite ist die durch Wärmetransfermechanismen bestimmte Wärmeabfuhr zu betrachten.

Das resultierende zeitabhängige Temperaturprofil ist daher sowohl von der Stromdichte, der Kontaktfläche der Arbeitselektrode, der Art und der Bewegung der Arbeitselektrode als auch von den zeitabhängigen thermodynamischen Kenngrößen des Gewebes abhängig, denn auch die spezifische Wärme ändert sich mit der Temperatur.

Bei Erreichen der Verdampfungstemperatur der Zellflüssigkeiten muß außerdem der Wärmeentzug durch die Verdampfungswärme in der Bilanz mit berücksichtigt werden.

Die Stufen der möglichen HF-Chirurgiewirkung lassen sich qualitativ etwa folgendermaßen einteilen:

1) Hyperämie (Verbrennung 1. Grades, Combustio erythematosa),
2) Ödembildung (Blasenbildung, Verbrennung 2. Grades, Combustio bullosa),
3) Koagulation der organischen Gewebebestandteile,
4) Kochen des Gewebes,
5) Dehydratation mit Austrocknung des Gewebes,
6) Gewebeverschorfung mit Nekrosebildung (Verbrennung 3. Grades, Combustio escharotica),
7) Ausbildung von Brandschorf,
8) Karbonisation (Carbonisatio) als Schwarzfärbung und Verkohlung (Verbrennung 4. Grades),
9) Verdampfung des Gewebes und Verflüchtigung in atomaren Kohlenstoff,
10) Gasbildung (z. B. Ammoniak, Wasserstoff).

Lebende Zellen sind kurzzeitig gegenüber Temperaturen von 49–50 °C resistent. Die Gerinnung von Eiweiß beginnt bei einer Koagulationstemperatur von ca. 60 °C (Abb. 7). Mit steigender Temperatur wächst der Denaturierungsprozeß an. Die Denaturierung der Proteine ist von einer Dehydratation des Zellwassers begleitet. Infolgedessen trocknen die betroffenen Zellen aus und schrumpfen zusammen. Der gleichzeitig bei vielen Zellen stattfindende Vorgang führt dazu, daß die denaturierten Zelleiweißmassen verschmelzen und so eine dichte Gewebeoberfläche ergeben.

Bei weiterer Energiezufuhr verdampft zunehmend Gewebeflüssigkeit, und die Austrocknung führt zur Schorfbildung und evtl. unter Funkenbildung zur Karbonisation.

Bei einer Gewebetemperatur von mehr als 225 °C beginnt die thermische Zerlegung der Proteine, d. h. es kommt zu einer Fragmentierung der am Zellaufbau biologischer Materie beteiligten Proteine in Aminosäuren. Eine solch hohe Temperatur muß daher vermieden werden, damit eine Bildung von Toxinen ausgeschlossen ist.

Wichtig ist in diesem Zusammenhang daher die Verwendung von Koagulationselektrodenformen mit weichen geometrischen Übergängen, damit keine temporär unzulässig hohe Stromdichte auftreten kann.

Bei der Hochfrequenzkoagulation muß man neben der Gewebedenaturierung bei der Oberflächen- und der Tiefen- oder Volumenkoagulation die funktionell bedingt unterschiedlichen Methoden der Blutstillung unterscheiden.

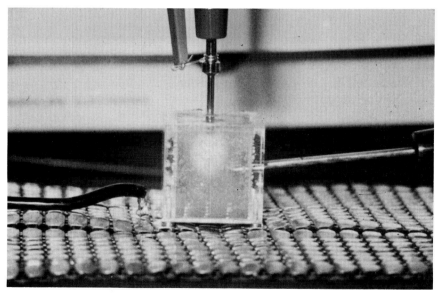

Abb. 7. Eiweißgerinnung im Modellversuch

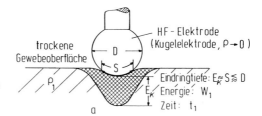

Abb. 8. Verhältnisse bei trockener Gewebeoberfläche. Ausdehnung des Koagulationsbereichs bei homogenem Gewebe nach HF-Koagulation

Eine Koagulation auf trockener Gewebeoberfläche sollte beendet werden, wenn sich am Elektrodenrand eine weißliche Verfärbung zeigt. In diesem Fall ist die Koagulationstiefe vergleichbar mit dem Sondendurchmesser (Abb. 8), und die Oberfläche ist schorffrei. Mit einer etwa 2 mm großen Sonde ist eine Koagulation auf nichtblutender Oberfläche in etwa 1 s abgeschlossen.

Mittels Stromflußdauer bzw. Koagulationszeit und zugeführter HF-Energie läßt sich die Koagulationstiefe in einem gewissen Bereich beeinflussen (Abb. 9). Dies hat aber auch seine Grenzen, insbesondere wenn es um die Blutstillung geht.

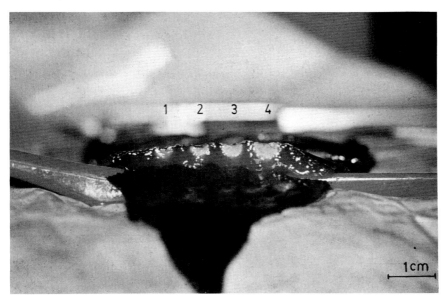

Abb. 9. Koagulationstiefen bei unterschiedlicher HF-Stromeinwirkdauer (Versuchsdurchführung mit getakteten Strömen)

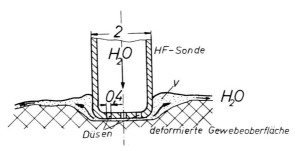

Abb. 10. Prinzip der flüssigkeitsunterstützten HF-Koagulation

Bei zu geringer HF-Leistung ist entweder überhaupt keine Koagulation erzielbar, oder die benötigte Zeit wird unzulässig groß, und die Koagulationen breiten sich zu weit in die Tiefe aus.

Bei zu großer Leistung kommt es nur zu einem oberflächlich haftenden Koagulationssaum, der Ähnlichkeit mit einem Brandschorf hat.

Es muß aber gerade in der Endoskopie vielfach unter Blutungsbedingungen koaguliert werden, d. h. es wird oft auf gut Glück und quasi blind versucht, den Blutungsherd zu verschließen. Dabei behindert anfangs austretendes Blut die Sicht, später geronnenes oder karbonisiertes Blut; und steht die Blutung endlich, wird sie beim Abheben der Elektrode durch angebackenes Gewebe und Blut oft wieder aufgerissen und ist dann noch schwerer zu beherrschen, da die Elektrode verklebt ist und die elektrischen wie auch die thermischen Gewebeleitfähigkeiten schlechter geworden sind. Dann hilft nur noch eine höhere Leistung. Dabei wird viel zu viel gesundes Gewebe nekrotisch.

Neben der Gefahr einer Resorption von Karbonisationsfragmenten bedeutet dies insbesondere bei den relativ dünnwandigen Abschnitten des Magen-Darm-Kanals eine latente Gefahr einer Sekundärperforation mit allen daraus resultierenden Komplikationen. Die Muscularis propria darf auf keinen Fall von der Koagulation penetriert werden.

Durch Einführung der Elektrohydrothermosation sind diese Nachteile weitestgehend beseitigt worden (Abb. 10-12).

Eine allgemeine Empfehlung für eine Koagulationsbehandlung läßt sich wegen der vielen zu berücksichtigenden Parameter ebensowenig geben, wie eine oft gewünschte Standardisierung, z. B. von Stromstärke, Leistung und Zeit, allgemein kaum möglich ist.

An dieser Stelle wird ganz besonders deutlich, daß es sich bei der hochfrequenzchirurgischen Anwendung um eine Disziplin handelt, die sich sehr auf Erfahrungen stützt.

In der Hochfrequenztomie finden Messer-, Lanzett-, Nadel-, Draht- und Bandschlingenelektroden Anwendung.

Elektrophysiologische Grundlagen 13

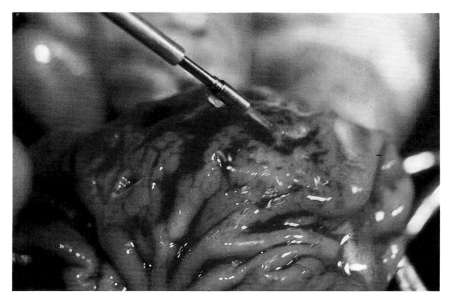

Abb. 11. EHT-Sonde bei arterieller Blutung (Sonde mit Anpreßdruckbegrenzung)

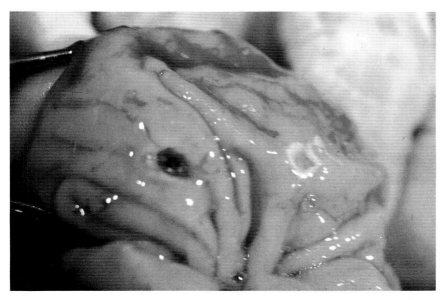

Abb. 12. Koagulationsvergleich. *Links:* Karbonisationen bei konventioneller HF-Koagulation, *rechts:* Koagulation bei der Elektrohydrothermosation

Die durch die im Vergleich zu Koagulationselektroden kleine Schneide bedingt eine so hohe Stromdichte und damit eine Steigerung des Energieumsatzes in einem relativ kleinen Volumen, daß statt einer langsamen Diffusion der Zellflüssigkeit durch die Membran diese bei der Expansion und Verdampfung explosionsartig gesprengt wird; und zwar erfolgt dies vor der Elektrode, denn zwischen der Tomieelektrode und dem Gewebe springt ein Fünkchen über und leitet den Schnitt ein. Lokal wird durch diesen Flüssigkeitsverlust und den damit verbundenen höheren Übergangswiderstand ein erneutes Fünkchen zu einer anderen Gewebestelle hin überspringen und bildet so eine der Voraussetzungen für einen HF-Schnitt.

Literatur

Gildemeister M (1912) Über die im tierischen Körper bei elektrischer Durchströmung entstandenen Gegenkräfte. Pflügers Arch 149:389–400

Nagelschmidt F (1909) Über Diathermie (Transthermie, Thermopenetration). Münch Med Wochenschr 50:2575

Nernst W (1908) Zur Theorie des elektrischen Reizes. Pflügers Arch 122:275–315

Reidenbach H-D (1983) Hochfrequenz- und Lasertechnik in der Medizin (Grundlagen und Anwendungen hochfrequenter elektromagnetischer Energie für therapeutische Wärme). Springer, Berlin Heidelberg New York

Reidenbach H-D (1984) Flüssigkeitsunterstützende Hochfrequenzkoagulation (Elektrohydrothermosation). In: Endoskopische Techniken. (Hrsg) Buess G, Unz F, Pichlmaier H, Deutscher Ärzteverlag, Köln

Aufbau von Hochfrequenzdiathermiegeräten

E. Roos

Das Thema „Aufbau von Hochfrequenzdiathermiegeräten" kann grundsätzlich unter 2 verschiedenen Gesichtspunkten besprochen werden:

1) der technische Aufbau dieser Geräte mit eingehender Beschreibung der einzelnen Baukomponenten und deren Funktion, das grundsätzliche technische Konzept solcher Geräte, z. B. welche Art von Hochfrequenzgeneratoren eingebaut sind, wieviel Transformatoren, wieviel Röhren oder Transistoren usw.;
2) die Beschreibung der heute auf dem Markt eingeführten Geräten hinsichtlich Ausstattung; d. h. wieviel sog. Stromarten liefert ein Gerät, wie ist seine Leistungscharakteristik den jeweiligen speziellen operativen Indikationen angepaßt, welches Zubehör kann benützt werden, ist z. B. bipolare Koagulation möglich und, aus forensischer Sicht ganz wichtig: Werden die jetzt gültigen Sicherheitsvorschriften erfüllt?

Ich gehe davon aus, daß die rein technischen Details weniger interessant sind, zumal zu deren Verständnis fundierte Fachkenntnisse vorausgesetzt werden müßten, und werde deshalb den Schwerpunkt meines Beitrags auf die anwendungsrelevanten Kriterien der HF-Chirurgiegeräte und der mit ihnen erzeugten Hochfrequenzströme legen.

Die Entwicklung der Operationsmethoden in Verbindung mit elektrochirurgischer Operationstechnik verläuft parallel zur Entwicklung der Hochfrequenztechnik. Deshalb soll zunächst eine kurze Darstellung der historischen Entwicklung der Elektrochirurgie gegeben werden.

Die wichtigen Arbeiten von Tesla 1891, die auf den Untersuchungen von Hertz über den objektiven Nachweis elektrischer Wellen fußten, bilden den Ausgangspunkt für die Ausnutzung der Wärmeerzeugung durch hochfrequente Wechselströme im menschlichen Körper.

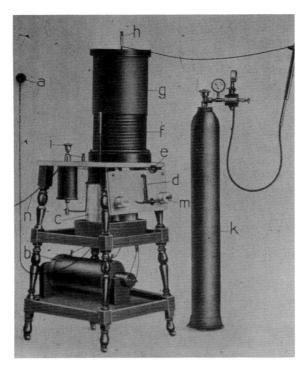

Abb. 1. Hochfrequenzgenerator nach De Keating-Heart

D'Arsonval zeigte 1896 im Tierversuch Wärmeerzeugung durch Hochfrequenzströme im Körpergewebe. Diese Versuche brachten erstmals den Nachweis ausgedehnter elektrischer Hitzekoagulation im lebenden Gewebe bei Durchfluß von Hochfrequenzstrom.

Die um die Jahrhundertwende gebauten Hochfrequenzgeneratoren waren aus heutiger Sicht recht primitiv, sie erzeugten mittels Funkenstrecke und einer Tesla-Spule gedämpfte Hochfrequenzschwingungen mit sehr hohen Spannungsspitzen. Schneiden war mit diesen Geräten nicht möglich. Es konnten lediglich Funkenbüschel von einer Elektrode auf das Gewebe gesprüht werden. Dieses Verfahren wurde auf Vorschlag von Pozzi 1907 als Fulguration bezeichnet. Die Abb. 1 zeigt ein derartiges Gerät nach De Keating-Hart, über dessen Anwendung dieser 1906 berichtete.

Die Einführung der Löschfunkenstrecke ermöglichte die Konstruktion von Apparaten mit großer Intensität und hoher Frequenz. Nagelschmidt und von Czerny berichteten 1909 über erfolgreich durchgeführte Eingriffe. Über erste Gewebeabtragungen mittels schlingenförmiger Elektroden berichtete Bordier 1921.

Trotz allem konnte sich das Verfahren noch nicht durchsetzen; Apparate und Instrumente waren noch am Beginn der Entwicklung.

Die Entwicklung von Elektronenröhren in der Radiotechnik gab dann den ausschlaggebenden Anstoß zur Erweiterung der elektrochirurgischen Methodik. Die durch Röhrenapparate erzeugten ungedämpften Schwingungen erwiesen sich als sehr gut geeignet für den elektrischen Schnitt. Der 1. Röhrengenerator wurde von Wyeth in den USA 1924 konstruiert.

Der eigentliche Durchbruch erfolgte jedoch erst nach dem 2. Weltkrieg. Aus den USA kam das Konzept kombinierter Elektrochirurgiegeräte, d. h. Geräte mit Röhren und Funkenstreckengenerator.

In Europa wurden Anfang der 50er Jahre auf Drängen von Mauermeyer, dem hier zweifellos ein hohes Verdienst zukommt, die ersten kombinierten Hochfrequenzchirurgiegeräte konstruiert und gebaut.

Diese Geräte ermöglichten nun auch die Entwicklung vieler neuer Operationstechniken, so daß Ende der 60er Jahre ein Elektrochirurgiegerät, wenigstens hier in Deutschland, zur Standardausrüstung im Operationssaal und in den Endoskopieräumen zählte.

In der 1. Hälfte der 70er Jahre erfolgte ein weiterer großer Sprung in der technischen Entwicklung von Elektrochirurgiegeräten: der Übergang von der konventionellen Bauweise mittels Röhren und Funkenstrecken zur Halbleitertechnik.

Die Abbildung 2a zeigt auf der linken Seite ein Elektrochirurgiegerät mit Röhren- und Funkenstreckengenerator, rechts daneben ein Gerät gleicher Leistung mit 3 verschiedenen Transistorgeneratoren, und zwar für unmodulierten Hochfrequenzstrom, moduliertem Hochfrequenzstrom und für die bipolare Koagulation.

Die Abbildung 2b zeigt den Unterschied dieser Bauweisen: eine Doppelfunkenstrecke mit den zugehörigen sehr großen Schwingspulen und Transformatoren, rechts unten im Bild eine Platine für die gleichen technischen Funktionen.

Die Abbildung 3 zeigt ein Gerät aus der jüngsten Generation, bestückt mit ebenfalls 3 verschiedenen Hochfrequenzgeneratoren. Wenn man dabei die vor das Gerät gelegten Zubehörteile beachtet, dann erhält man einen Begriff von den Größenverhältnissen.

Soviel in ganz groben Zügen zur historischen Entwicklung elektrochirurgischer Geräte, beginnend mit der Jahrhundertwende.

Nun soll jedoch von den die Ärzte interessierenden Kriterien moderner Elektrochirurgiegeräten und deren Definition die Rede sein.

Die Abbildung 4a zeigt hochfrequente gedämpfte Schwingungen eines modulierten Hochfrequenzstroms, früher mit Funkenstrecke, bei modernen Geräten mit entsprechend angesteuertem Transistorgenerator erzeugt. Wegen der starken Dämpfung der einzelnen Schwingungs-

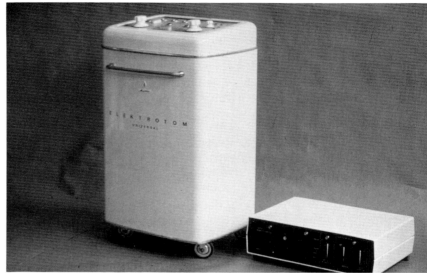
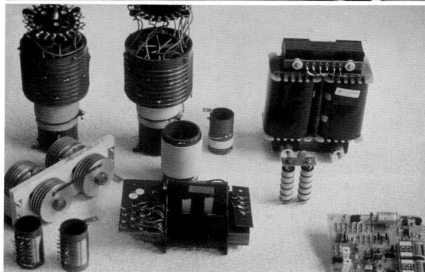

Abb. 2a. Elektrochirurgiegerät. *Links* mit Röhren- und Funkenstreckengenerator, *rechts* mit 3 verschiedenen Transistorgeneratoren. **b** Unterschied der Bauweisen der Elektrochirurgiegeräte von Abb. 1a

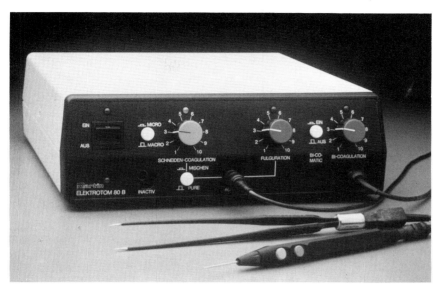

Abb. 3. Elektrochirurgiegerät der jüngsten Generation

bündel und wegen der zwischen den Schwingungsbündeln liegenden Pausen hat dieser Strom bei hohen Spitzenspannungen eine relativ geringe effektive Leistung.

Die Abbildung 4b zeigt das tatsächliche Oszillogramm eines derartig modulierten Hochfrequenzstroms.

Stark modulierter Hochfrequenzstrom erzeugt starke Funken, schneidet schlecht oder überhaupt nicht und eignet sich deshalb zur punktförmigen Koagulation mit Scheideelektroden, ohne daß diese Scheideelektroden in das Gewebe schneidend einfallen.

Das Verhältnis zwischen Spitzenspannung und effektiver Spannung bzw. Spitzenleistung und Effektivleistung bei dieser Stromart wird durch den Crestfaktor definiert. Für die gezielte Anwendung des modulierten Hochfrequenzstroms wird ein Crestfaktor von wenigstens $C = 7$ gefordert.

Die Abbildung 5a zeigt im Schema eine sog. Pin-point-Koagulation mittels feiner Nadelelektroden in der Mikro-Chirurgie, die Abb. 5b eine Koagulation am Phantom mit der Schneideschlinge eines Resektoskops.

Stark modulierter HF - Strom
(bei älteren Geräten „Funkenstreckenstrom")

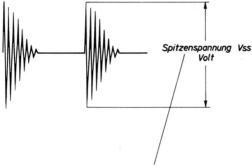

hohe Spannung, starke Funkenbildung
a relativ geringe Leistung (Watt)

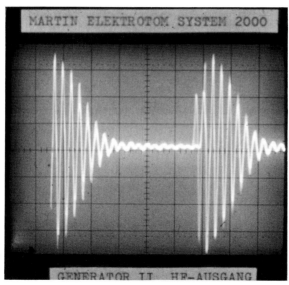
b

Abb. 4a. Hochfrequente gedämpfte Schwingungen eines modulierten Hochfrequenzstroms, **b** tatsächliches Oszillogramm eines derartig modulierten Hochfrequenzstroms

ANWENDUNG DES MODULIERTEN HF-STROMS

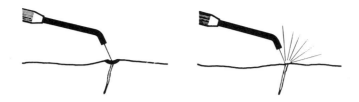

Mikro-KOAGULATION mit Schneide-Elektroden

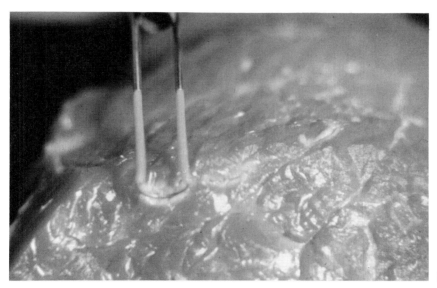

Abb. 5a. Pin-point-Koagulation mittels feiner Nadelelektroden, **b** Koagulation am Phantom mit der Schneideschlinge eines Resektoskops

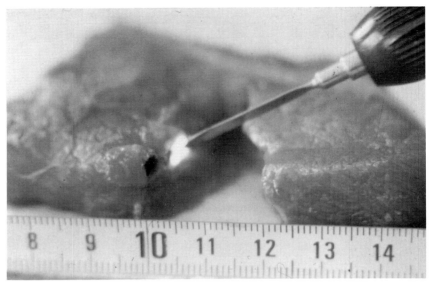

Abb. 6. Vorgang einer Fulguration

Bei hoher Intensität erzielt man eine Fulguration, d. h. aus relativ großem Luftabstand lassen sich Funken auf das Gewebe sprühen. Die Abb. 6 zeigt den Vorgang. Diese Technik wird übrigens in den USA mit „ceag.", d. h. mit Koagulation zur Blutstillung, bezeichnet. Ich würde bei der Bezeichnung Fulguration bleiben, denn unter Koagulation wird hier in Europa ein anderer Vorgang verstanden.

Die Abbildung 7a zeigt im Schema die sinusförmigen hochfrequenten Schwingungen eines unmodulierten Hochfrequenzstroms, wie er bei älteren Geräten mittels Röhrengenerator, bei neueren Geräten mittels eines entsprechend angesteuerten Transistorgenerators erzeugt wird. Weil jetzt die Modulation fehlt, hat ein Hochfrequenzstrom mit diesem Schwingungsbild schon bei geringen Spannungen eine relativ hohe effektive Leistung. Unmodulierter Hochfrequenzstrom eignet sich hervorragend zum verbrennungsfreien Schneiden. Bei richtiger Regelung der Intensität erlaubt dieser Strom eine rasche Schnittführung mit geringer Funkenbildung.

Die Abbildung 7b zeigt das tatsächliche Oszillogramm des unmodulierten Hochfrequenzstroms.

Die Abbildung 8a zeigt Schnitte mit unmoduliertem Hochfrequenzstrom am Phantom mit keiner oder fast nicht sichtbarer Verbrennung (Verschorfung der Schnittflächen).

Die Abbildung 8b zeigt, wie ein schorffreier Schnitt am mikroskopischen Präparat aussieht.

Unmodulierter HF - Strom
(bei älteren Geräten „Röhrenstrom")

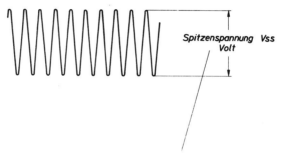

relativ niedrige Spannung, wenig oder keine Funken.
hohe Leistung (Watt)

Abb. 7a. Sinusförmige hochfrequente Schwingungen eines unmodulierten Hochfrequenzstroms (Schema), **b** tatsächliches Oszillogramm

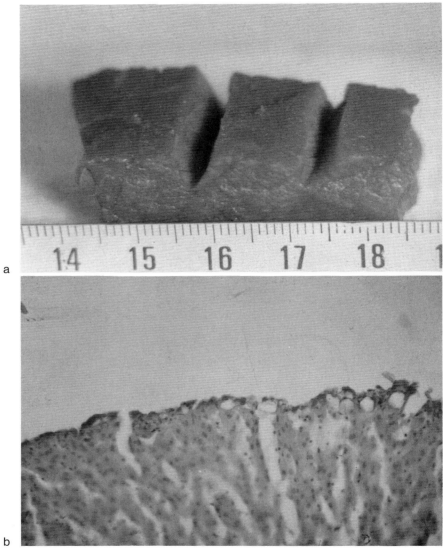

Abb. 8a. Schnitte mit unmoduliertem HF-Strom am Phantom, **b** schorffreier Schnitt am mikroskopischen Präparat

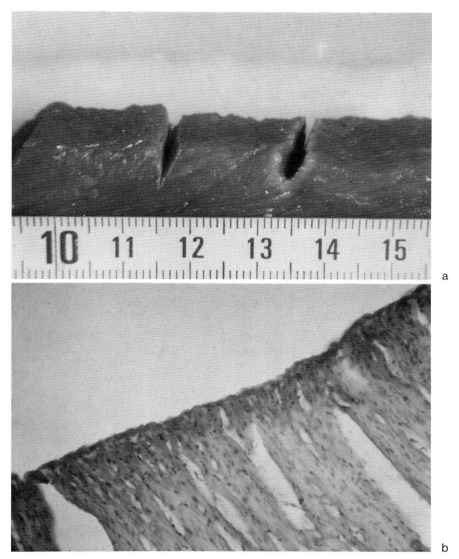

Abb. 9a. Elektroschnitte am Phantom. *Links* Schnitt ist ohne Verbrennung oder Verschorfung der Schnittflächen angelegt; *rechts* starke Verschorfung und Koagulation der Schnittflächen. **b** Verschorfung am mikroskopischen Präparat

In Abbildung 9a sind 2 Elektroschnitte am Phantom dargestellt. Der linke Schnitt ist ohne Verbrennung oder Verschorfung der Schnittflächen angelegt. Am lebenden Gewebe würde es relativ stark bluten, allerdings wäre eine primäre Abheilung mit günstiger Narbenbildung zu erwarten. Der rechte Schnitt zeigt starke Verschorfung und Koagulation der Schnittflächen. Am lebenden Gewebe würde bei dieser Art der Schnittführung eine geringe oder gar keine Blutung zu erwarten sein, allerdings wäre mit einer Sekundärheilung und ungünstiger Narbenbildung zu rechnen.

Die Abbildung 9b zeigt am mikroskopischen Präparat die Verschorfung.

Es wird nun von der jeweiligen Situation abhängen, welche Art Schnitt der Operateur anlegen will. Wir als Hersteller von Elektrochirurgiegeräten müssen die Voraussetzung dafür schaffen, daß sowohl die eine als auch die andere Art des Schneidens möglich ist.

Die Möglichkeit ist dann gegeben, wenn das Elektrochirurgiegerät unmodulierten und modulierten Hochfrequenzstrom erzeugt und sich diese beiden Stromarten zum sog. Mischstrom überlagern lassen.

Die Abbildung 10a zeigt das Oszillogramm eines hochfrequenten Mischstroms. Der Anteil des unmodulierten Hochfrequenzstroms gibt dabei die Voraussetzung für zügige Schnittführung; der Anteil des modulierten Hochfrequenzstroms bestimmt die Funkenbildung an der Schneideelektrode und damit den Verschorfungsgrad an den Schnittflächen.

Die Abbildung 10b zeigt 3 mit einer Schlingenelektrode angelegte Elektroschnitte am Phantom. Die Intensität des unmodulierten Stroms war jeweils gleich, die Intensität des modulierten Stroms wurde variiert, das Ergebnis ist gut sichtbar.

Ich möchte nun hier die Gelegenheit nutzen, um auf ein ganz großes Mißverständnis hinzuweisen, das uns seit Einführung der transistorisierten Geräte schon viele Reklamationen eingebracht hat. Es war sicher nicht falsch, daß bei den konventionell gebauten Geräten mit Funkenstrecke und Röhren der Funkenstreckenstrom, also der stark modulierte Hochfrequenzstrom, als Koagulationsstrom bezeichnet wurde. Bei neueren transistorisierten Geräten sind im Gegensatz zu den alten Funkenstreckengeneratoren die modulierten Schwingungen sehr sauber, sie bringen jedoch erheblich weniger Leistung. Für die sog. Kontaktkoagulationen mittels Kugelelektroden oder am Gewebe angesetzten Arterienklemmen oder Pinzetten ist eine relativ hohe effektive Leistung notwendig. Überschreiten die Koagulationselektroden kritische Größen, dann reicht die Leistung des mittels Transistorgeneratoren erzeugten modulierten Hochfrequenzstrom nicht aus. Dies ist jedoch kein Unglück, wenn man weiß, daß zu solcher Art

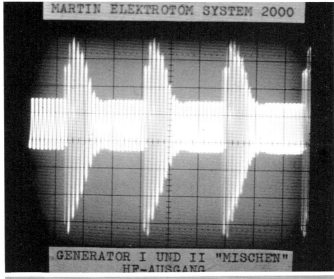

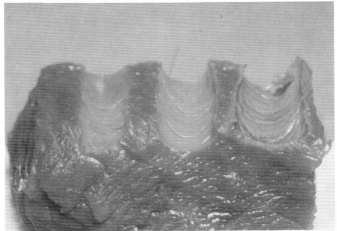

Abb. 10a. Oszillogramm eines hochfrequenten Mischstroms, **b** 3 mit einer Schlingenelektrode angelegte Elektroschnitte am Phantom

Koagulationen die Art des Hochfrequenzstroms, also ob moduliert oder nicht moduliert, nicht relevant ist. Ausschlaggebend ist hierzu nur die zur Verfügung stehende effektive Leistung. Bei neuen Geräten müssen Sie also umdenken: Koagulieren Sie, sofern Sie dazu stumpfe Elektroden verwenden, mit unmoduliertem Strom, der auch mit Schneidestrom bezeichnet wird (Abb. 11).

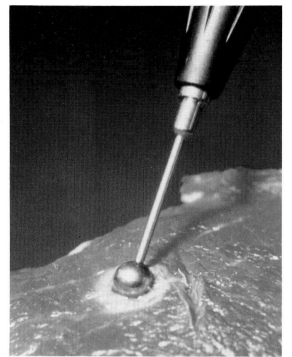

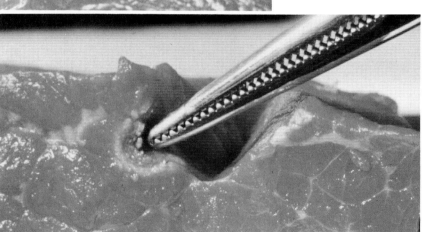

Abb. 11. Koagulation mit unmoduliertem Strom (Schneidstrom) bei Verwendung stumpfer Elektroden

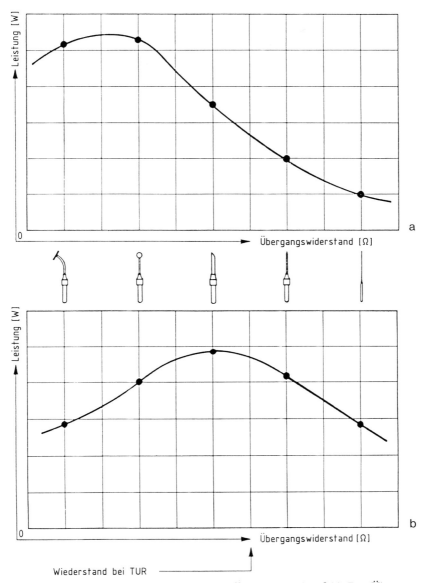

Abb. 12a. Leistungscharakteristik für Eingriffe am offenen Operationsfeld. Der Übergangswiderstand wird im wesentlichen von der Größe der Elektrode bestimmt und ist zu dieser umgekehrt proportional. *Große Elektroden* (z. B. Kugel- oder Plattenelektroden) ergeben einen kleinen Widerstand. *Kleine Elektroden* (z. B. Nadelelektroden, Drahtschlingenelektroden) ergeben einen großen Widerstand. **b** Leistungscharakteristik für die speziellen Widerstandsverhältnisse bei TUR

Am Anfang meines Beitrags habe ich erwähnt, daß bei einem Elektrochirurgiegerät die Leistungscharakteristik, d. h. die Anpassung an die jeweiligen operativen Indikationen, wichtig ist.

Wenn manche Operateure ein bestimmtes Elektrochirurgiegerät als schlecht bezeichnen, dann betrifft diese Klassifizierung in den meisten Fällen nicht die *Qualität* des Geräts hinsichtlich dessen Aufbau und Betriebssicherheit, sondern die offensichtlich schlechte Eignung für einen bestimmten Eingriff, also die sog. Leistungscharakteristik.

Wenn der Leistungssteller eines Geräts auf eine bestimmte Regelstufe eingestellt und das Gerät zwischen den Anschlüssen für Aktiv- und Neutralelektroden mit verschieden hohen elektrischen Widerständen belastet wird, dann werden in Abhängigkeit zu diesen Belastungswiderständen verschieden hohe Ausgangsleistungen gemessen. Die sich daraus ergebende Leistungskurve zeigt die Leistungscharakteristik des Geräts.

Die Abbildung 12a zeigt eine Leistungscharakteristik, wie sie für Eingriffe im offenen Operationsfeld sehr sinnvoll festgelegt werden kann. Bei Verwendung feiner Nadelelektroden für feine Präparationen ist die Ausgangsleistung automatisch gering und der Elektrode angepaßt. Bei Koagulationen mit großflächigen Koagulationselektroden ist die vom Gerät angegebene Leistung ebenfalls automatisch der großflächigen Elektrode angepaßt und entsprechend mehrfach höher.

Die Abbildung 12b zeigt die Leistungscharakteristik, wie wir sie für die speziellen Widerstandsverhältnisse bei TUR festlegen. Die besten Ergebnisse werden dabei dann erzielt, wenn das Leistungsmaximum mit einer Belastung im Bereich von ca. 500 Ω erreicht wird.

Wir Techniker bezeichnen die Anpassung oder Leistungscharakteristik entweder mit „niederohmig" oder mit „hochohmig". Die in Abb. 12a gezeigte Leistungscharakteristik ist „niederohmig", die in Abb. 12b ist „hochohmig".

Für die den jeweiligen operativen Eingriffen optimal angepaßte Leistungscharakteristik eines Elektrochirurgiegeräts ist meiner Meinung nach eigene praktische Erfahrung des Gerätekonstrukteurs bei operativen Eingriffen die Voraussetzung.

Abschließend soll noch eine kurze Bemerkung zur bipolaren Koagulation angefügt werden:

Diese Art Koagulation zeichnet sich dadurch aus, daß der Hochfrequenzstrom nur zwischen den Kontaktflächen eines am Gewebe angelegten, bipolar ausgebildeten Koagulationsinstruments fließen kann. Bipolar durchgeführte Koagulationen lassen sich deshalb genau und sicher kontrollieren, die Spannung des Hochfrequenzstroms liegt im Normalfall unterhalb 30 V, es gibt keine Leckströme, die Methode ist absolut sicher.

Aufbau von Hochfrequenzdiathermiegeräten 31

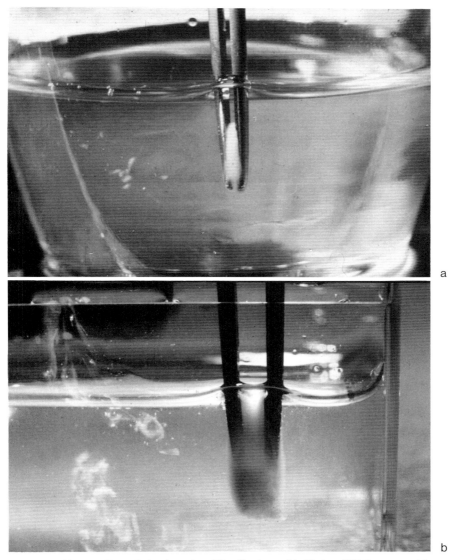

Abb. 13a, b. Bipolare Koagulation im rohen Eiweiß mit erschlußfreiem HF-Generator (**a**), mit nicht völlig erdschlußfreiem Generator (**b**)

Voraussetzung dazu ist jedoch ein spezieller erdschlußfreier Hochfrequenzgenerator, dessen Realisierung erst seit wenigen Jahren möglich ist.

Die ersten bipolaren Koagulationen wurden 1951 von Tönnis und mir selbst am Gehirn durchgeführt. Ich muß dazu leider sagen, daß wegen der damals noch fehlenden technischen Mittel die Ergebnisse nicht sehr befriedigend waren, wir konnten damals noch keinen erdschlußfreien Generator bauen.

Die Abbildung 13 a zeigt eine bipolare Koagulation im rohen Eiweiß. Die Güte des erdschlußfreien Hochfrequenzgenerators läßt sich mit dieser Versuchsanordnung hervorragend prüfen. Die Abbildung 13 b zeigt eine bipolare Koagulation, ebenfalls im rohen Eiweiß; der dazu verwendete Generator ist nicht hundertprozentig erdschlußfrei, es fließen aberrierende Ströme in Richtung Erdpotential.

Literatur

Bordier (1921) Arch Electr Med 1921
D'Arsonval (1914) Arch Electr mèd Nr 377. März 1917
De Keating-Hart (1906) Comitè mèdica (9. Nov. 1906) à Marsaille
v. Czerny (1910) Dtsch Med Wochenschr 4
Nagelschmidt (1909) Dtsch Med Wochenschr 1909, Nr. 10
Pozzi (1906) 8. Kongress franz Ges Chir und Inn Med, Paris, Okt. 1906
Roos, Medita, 1–4: 73, Vogt-Schild AG, Solothurn
v. Seemen H (1932) Allgemeine und spezielle Elektrochirurgie. Springer, Berlin
Tesla N (1893) Unters. üb. Mehrph.-Str. u. Wechselstr. hoher Spannungen, (dt. 1893)
Wyeth (1924) Boston Med J 191

Möglichkeiten und Probleme der Standardisierung der Hochfrequenzleistung

G. Farin

Einleitung

Unter *Standardisierung* soll hier das Bemühen gemeint sein, erfolgreich erprobte und optimierte operative Verfahren der Endoskopie, bei welchen die Hochfrequenzchirurgie genutzt wird, möglichst an allen Patienten mit mindestens gleichem Erfolg und ohne Komplikationen reproduzierbar anwendbar zu machen.

Standardisierung beginnt zweckmäßigerweise mit der Auffindung aller Parameter, welche einen Einfluß auf den Erfolg eines Verfahrens haben, sowie mit der Bewertung ihrer Variabilität, Interdependenz und Nebenwirkungen.

Operative Verfahren der Endoskopie, wie beispielsweise die endoskopische Polypektomie und die transurethrale Resektion der Prostata, enthalten relativ viele variable und interdependente Parameter, was die Standardisierung dieser Verfahren erschwert oder gar unmöglich macht.

Ein wichtiger Parameter bei allen operativen Verfahren, bei denen die Hochfrequenzchirurgie eingesetzt wird, ist die Hochfrequenzleistung, deren Intensität sowohl beim Koagulieren als auch beim Schneiden entscheidend ist.

Um die Möglichkeiten und Probleme der Standardisierung der Hochfrequenzleistung beurteilen zu können, werden im folgenden die zum Koagulieren und Schneiden optimal erforderlichen Hochfrequenzleistungen den von verschiedenen Hochfrequenzchirurgiegeräten angebotenen Hochfrequenzleistungen gegenübergestellt.

Erforderliche Hochfrequenzleistung zum Koagulieren und Schneiden

Koagulieren (lat. coagulatio = das Gerinnen) meint hier allgemein die Anwendung hochfrequenten elektrischen Wechselstroms zur lokalen endogenen Erwärmung biologischen Gewebes bis zu der Temperatur, bei welcher intra- und extrazelluläre kolloidale Gewebebestandteile aus dem Sol- in den Gelzustand übergehen.

Eine zusätzliche Erwärmung des koagulierten Gewebes führt mehr oder weniger zur *Desikkation* (lat. ex-sicco = austrocknen), wodurch das Gewebevolumen schrumpft.

Wird das ausgetrocknete Gewebe weiter erwärmt, so führt das mehr oder weniger zur *Karbonisation* (lat. carbo = Kohle; medizinisch pathologisch: Verbrennung 4. Grades).

Physikalisch unterscheiden sich diese 3 thermisch verursachten Nekrosestadien nur durch die hierfür erforderliche Wärmemenge.

Da die Karbonisation in der Regel vermieden werden sollte, wird diese im folgenden nicht weiter berücksichtigt.

Bezüglich der erforderlichen Wärmemenge wird die Desikkation im folgenden ausnahmsweise dem Schneiden gleichgestellt. Dies erscheint in diesem Zusammenhang zulässig, weil sowohl bei der Desikkation als auch beim Schneiden die relativ große Wärmemenge zum Verdampfen des Wassergehalts aus dem betroffenen Gewebevolumen dominiert.

Für die effiziente *Hämostase* (Blutstillung) reicht in einigen Fällen die Koagulation, in anderen die Desikkation.

Schneiden meint hier allgemein die Anwendung hochfrequenten elektrischen Wechselstroms zum gezielten, sehr schnellen endogenen Erwärmen biologischen Gewebes bis zu der Temperatur, bei welcher intra- und extrazelluläres Wasser so schnell verdampft, daß hierbei Zellmembranen durch den plötzlichen Dampfdruck zerrissen werden.

Auf die Unterscheidung zwischen koagulationsarmem und koagulierendem Schneiden wird hier nicht näher eingegangen (s. Farin [1980]).

Erforderliche Hochfrequenzleistung zum Koagulieren

Die zum Koagulieren erforderliche Hochfrequenzleistung P_k kann näherungsweise aus der Wärmemenge Q_k und der Koagulationsdauer t_k berechnet werden, die zum Erhitzen der koagulierenden Gewebemenge M_k von etwa 35 °C auf 60–100 °C gebraucht wird.

$P_k = Q_k : t_k$ (W)

Die Wärmemenge Q_k ist abhängig von der Menge M_k des zu koagulierenden Gewebes, von dessen spezifischer Wärmekapazität C_k und der Temperaturdifferenz ΔT_k zwischen Beginn und Ende der Koagulation im Koagulat.

$Q_k = M_k \cdot C_k \cdot \Delta T_k$ (Ws)

Möglichkeiten und Probleme der Standardisierung der Hochfrequenzleistung

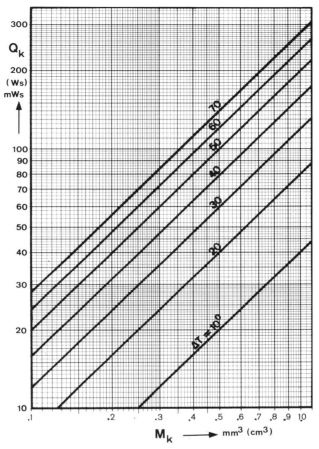

Abb. 1. Erforderliche Wärmemenge Q_k in Milliwattsekunden (mWs) bzw. Wattsekunden (Ws) in Abhängigkeit von der zu koagulierenden Gewebemenge M_k in Kubikmillimeter (mm³) bzw. Kubikzentimeter (cm³) mit der Temperaturdifferenz ΔT zwischen der Temperatur des zu koagulierenden Gewebes beim Beginn und am Ende der Koagulation als Parameter. Die spezifische Wärmekapazität des Gewebes ist hierbei mit 4 Ws bzw. 1 cal pro cm³ und Grad eingesetzt. Dieses Diagramm gilt sowohl für monopolare als auch für bipolare Koagulationen, vorausgesetzt die Endtemperatur bleibt unter 100 °C. Das Diagramm gilt nicht für Desikkationen (s. Abb. 2). Dieses Diagramm berücksichtigt nicht die Wärmemenge, welche die aktive Elektrode indirekt erwärmt (Q_{AE}) und auch nicht die Wärmemenge, die insbesondere bei monopolaren Koagulationen unbeabsichtigt umliegendes Gewebe erwärmt (Q_u). Die Koordinaten können durch Multiplikation mit 10 und 100 bequem erweitert werden

In Abbildung 1 ist die Wärmemenge Q_k als Funktion der Menge M_k des zu koagulierenden Gewebes mit der Temperaturdifferenz ΔT_k als Parameter dargestellt.

In Q_k ist nur die Wärmemenge berücksichtigt, die in dem zu koagulierenden Gewebe, dem Koagulat, erforderlich ist. Je nach angewendeter Koagulationstechnik muß auch eine mehr oder weniger große Wärmemenge Q_u berücksichtigt werden, welche unbeabsichtigt in anderen Gewebebereichen entsteht, die gleichzeitig mit hochfrequentem elektrischem Strom durchflossen werden.

Während Q_u bei bipolaren Koagulationstechniken im Vergleich zu Q_k vernachlässigbar klein bleibt, kann Q_u bei monopolaren Koagulationstechniken im Vergleich zu Q_k unter verschiedenen ungünstigen Umständen sehr groß sein. Zu diesen ungünstigen Umständen zählen z. B. monopolare Koagulationstechniken, bei denen ein mehr oder weniger großer Teil des hochfrequenten Stromes an dem zu koagulierenden Gewebe vorbeifließt, wie beispielsweise durch die Spülflüssigkeit bei der TUR, oder bei denen der hochfrequente Strom außerhalb des zu koagulierenden Gewebes über teilweise weite Strecken mit hoher Stromdichte durch ein längliches Organ fließt, z. B. durch den Eileiter bei der monopolaren Eileitersterilisation.

Die Wärmemenge Q_u stellt stets ein Risiko für unerwünschte Nebenwirkungen dar und ist daher unbedingt zu beachten.

Außer den Wärmemengen Q_k und Q_u ist bei verschiedenen Koagulationsverfahren auch die Wärmemenge Q_{AE} zu berücksichtigen, welche während der Koagulation die aktive Elektrode erwärmt. Die Temperatur der aktiven Elektrode sollte während der Koagulation zwar nicht ansteigen, weil hierdurch das Problem entsteht, daß das Koagulat an der aktiven Elektrode anklebt; infolge des direkten Kontakts der aktiven Elektrode mit dem Koagulat wird diese aber unvermeidlich mit erhitzt. Die flüssigkeitsunterstützte Hochfrequenzkoagulation nach Reidenbach (1983, 1984) vermeidet zwar das Ankleben des Koagulats an die aktive Elektrode, erfordert aber infolge der beabsichtigten Zwangskühlung eine relativ hohe Wärmemenge Q_{AE}.

Das für die Koagulation verwendete Hochfrequenzchirurgiegerät muß so leistungsfähig sein, daß es die gesamte Wärmemenge Q_K innerhalb einer angemessenen Koagulationsdauer t_k erzeugen kann:

$$Q_K = Q_k + Q_u + Q_{AE} \text{ (Ws)}$$

Die erforderliche Hochfrequenzleistung P_K ergibt sich aus:

$$P_K = Q_K : t_k \text{ (W)}$$

Erforderliche Hochfrequenzleistung zum Schneiden

Die zum Schneiden erforderliche Hochfrequenzleistung P_s kann näherungsweise ebenfalls aus der Wärmemenge Q_s und der Schnittdauer t_s berechnet werden:

$P_s = Q_s : t_s$ (W)

Beim Schneiden wird ein Gewebevolumen V_s, welches proportional zu der Länge l_s, der mittleren Tiefe d_s und der Breite b_s des Schnittes ist, so stark erhitzt, daß dessen Wassergehalt verdampft. Die hierfür erforderliche Wärmemenge Q_s ergibt sich aus der Wärmemenge Q_{100}, welche das Gewebevolumen V_s von ca. 30 °C auf 100 °C erhitzt, und der Wärmemenge Q_D, welche den Wassergehalt des Gewebevolumens V_s verdampft:

$Q_s = Q_{100} + Q_D$ (Ws)

In Abbildung 2 ist die erforderliche Wärmemenge Q_s als Funktion des Gewebevolumens V_s dargestellt, wobei der relative Wassergehalt des Gewebevolumens V_s in Prozent als Parameter berücksichtigt ist. Die spezifische Wärme ist hierbei mit 4,187 Ws/g H_2O und die spezifische Verdampfungswärme mit 2257 Ws/g H_2O eingesetzt.

In Abbildung 3 ist die erforderliche Wärmemenge Q_s speziell für die Polypektomie in Abhängigkeit vom Durchmesser D des Polypen an der Schnittstelle und der Dicke der Polypektomieschlinge d als Parameter dargestellt.

Analog der Wärmebilanz beim Koagulieren müssen auch beim Schneiden die Wärmemenge Q_u für die unvermeidliche Erwärmung des am Schnitt unbeteiligten Gewebes sowie die Wärmemenge Q_{AE} für die unvermeidliche Erwärmung der aktiven Schneideelektrode berücksichtigt werden.

Das zum Schneiden verwendete Hochfrequenzchirurgiegerät muß so leistungsfähig sein, daß es die gesamte Wärmemenge Q_S innerhalb der Dauer t_s einer Schnittführung erzeugen kann:

$Q_S = Q_s + Q_u + Q_{AE}$ (Ws)

Die erforderliche Hochfrequenzleistung P_S ergibt sich aus

$P_S = Q_S : t_s$ (W)

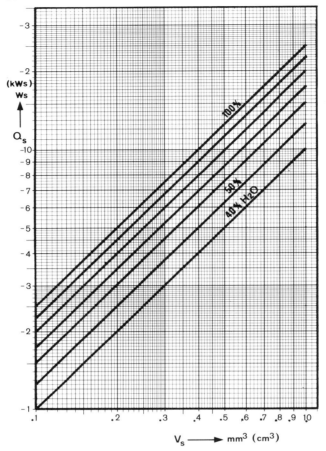

Abb. 2. Erforderliche Wärmemenge Q_s in Wattsekunden (Ws) bzw. Kilowattsekunden (kWs) in Abhängigkeit vom Volumen V_s in Kubikmillimeter (mm³) bzw. Kubikzentimeter (cm³). Die Wärmemenge Q_s meint die Summe der Wärmemenge Q_{100} zur Erwärmung des Gewebevolumens V_s auf 100 °C und der Wärmemenge Q_D, welche zur Verdampfung des Wassergehalts des Gewebevolumens V_s erforderlich ist. Der relative Wassergehalt des Gewebevolumens V_s ist als Parameter in Prozent berücksichtigt. Die Wärmemenge Q_s, berücksichtigt nicht die Wärmemenge Q_{AE}, welche die aktive Elektrode erwärmt und die Wärmemenge Q_u, welche Gewebe außerhalb der Schneidespalte erwärmt. Wird das Gewebe vor dem Schneiden koaguliert, wie z. B. bei der Polypektomie üblich, so ist Q_{100} von Q_s zu subtrahieren (Q_{100} aus Abb. 1). Die Koordinaten können durch Multiplikation mit 10 oder 100 bequem erweitert werden.

Abb. 3. Erforderliche Wärmemenge Q_s in Wattsekunden (Ws) zum Durchschneiden eines Polypen mit dem Durchmesser D mittels Polypektomieschlinge, deren Drahtdurchmesser d als Parameter berücksichtigt ist. Bei sehr dicken Polypen ist D in Zentimeter ablesbar, wobei die Q_s-Skala mit dem Faktor (10^3) bzw. (10^4) gilt

Möglichkeiten und Probleme der Standardisierung der Hochfrequenzleistung

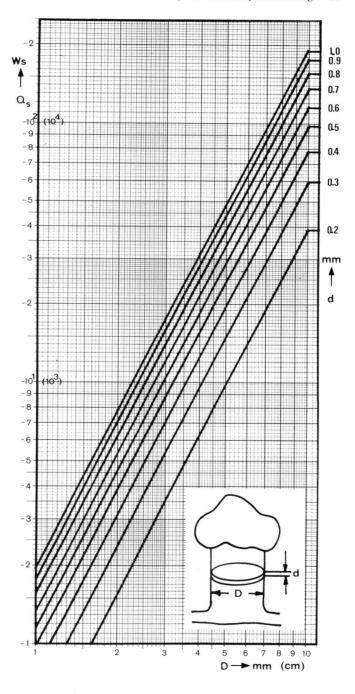

Zeitliche Schwankungen der zum Koagulieren und Schneiden erforderliche Hochfrequenzleistung

Bei den oben beschriebenen erforderlichen Wärmemengen bzw. Hochfrequenzleistungen zum Koagulieren und Schneiden wurde jeweils die gesamte Wärmemenge, welche für eine Koagulation oder einen Schnitt benötigt wird, dargestellt. Während des Koagulierens und insbesondere während des Schneidens ist die erforderliche Hochfrequenzleistung jedoch nicht konstant, sondern schwankt mehr oder weniger stark in Abhängigkeit von verschiedenen variablen Parametern. So ist die erforderliche Hochfrequenzleistung beim Schneiden u. a. proportional der Geschwindigkeit und Tiefe des Schnittes. Beim Durchschneiden unterschiedlicher Gewebearten ändert sich die erforderliche Hochfrequenzleistung ebenfalls.

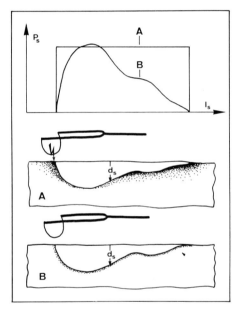

Abb. 4. Abhängigkeit der Schneidequalität von der vom Hochfrequenzchirurgiegerät gelieferten Hochfrequenzleistung. Bei konstanter Hochfrequenzleistung P_s kann ein Leistungsüberschuß an flachen Schnittstellen und ein Leistungsdefizit an tiefen Schnittstellen entstehen. Leistungsüberschuß führt zur verstärkten Koagulation oder gar Karbonisation des Gewebes und Beschädigung der aktiven Elektrode. Leistungsdefizit führt zu mangelhafter Koagulation der Schnittflächen an tiefen Schnittstellen oder gar zu Hängenbleiben der aktiven Elektrode im Gewebe. Ähnlich wie die Tiefe d_s des Schnittes, beeinflußt bei konstanter Hochfrequenzleistung auch die Geschwindigkeit der Schnittführung die Qualität des Schnittes. Für eine über die gesamte Länge l_s des Schnittes konstante Schnittqualität, unabhängig von der Tiefe und Geschwindigkeit der Schnittführung, muß die Hochfrequenzleistung proportional zu diesen variablen Parametern gesteuert oder geregelt werden

Die Abbildung 4 zeigt abstrahiert 2 identische Schnittführungen, wie sie beispielsweise bei der transurethralen Resektion der Prostata üblich sind, wobei der Schnitt A mit über die gesamte Schnittlänge l_s konstanter und der Schnitt B mit zur Tiefe d_s des Schnittes proportionaler Hochfrequenzleistung P_S geschnitten wurde.

Beim Schneiden mit von der Schnittiefe unabhängiger, konstanter Hochfrequenzleistung muß der Operateur am entsprechenden Hochfrequenzchirurgiegerät die Hochfrequenzleistung so hoch einstellen, daß er, ohne mit der Schneideelektrode im Gewebe hängenzubleiben, auch durch die tiefsten Schnittstellen hindurchschneiden kann.

Je flacher der Schnitt nun geführt wird, desto größer ist die Diskrepanz zwischen der erforderlichen und der vom Hochfrequenzchirurgiegerät gelieferten Hochfrequenzleistung, mit der Folge, daß der Leistungsüberschuß an flachen Schnittstellen, insbesondere am Schnittbeginn und -ende, das Gewebe stark koaguliert oder gar karbonisiert.

Beim Schneiden mit zur Tiefe d_s des Schnittes proportionaler Hochfrequenzleistung wird die Schnittoberfläche über die gesamte Schnittlänge l_s gleichmäßig koaguliert.

Die Abbildung 5 zeigt abstrahiert zwei identische Schnittführungen, wie sie beispielsweise bei der endoskopischen Polypektomie üblich sind, wobei der Schnitt A mit einer über die gesamte Schnittlänge l_s konstanten und der Schnitt B mit einer zur Schnittlänge proportionalen Hochfrequenzleistung P_S geschnitten wurde.

Beim Schneiden mit von der Schnittlänge l_s unabhängiger, konstanter Hochfrequenzleistung P_S muß der Operateur die Hochfrequenzleistung des Hochfrequenzchirurgiegeräts so hoch einstellen, daß für den Anschnitt genügend Hochfrequenzleistung zur Verfügung steht. Sobald der Schnitt begonnen ist und die noch verbleibende Schnittlänge l_s kürzer und kürzer wird, wächst die Diskrepanz zwischen erforderlicher und vom Hochfrequenzchirurgiegerät gelieferter Hochfrequenzleistung geradezu lawinenartig an, mit der Folge, daß entweder die Polypektomieschlinge mit schnell steigender Geschwindigkeit durch das Gewebe schneidet oder – bei konstanter Schnittgeschwindigkeit – die Koagulation des Gewebes reziprok zur verbleibenden Schnittlänge zunimmt. Außerdem kann die Leistungsdichte an der Polypektomieschlinge in dem Moment, in dem sie das Gewebe verläßt, so hoch sein, daß die Schlinge thermisch beschädigt oder gar zerstört wird.

Beim Schneiden mit zur Schnittlänge proportionaler Hochfrequenzleistung kann bei konstanter Schnittgeschwindigkeit eine gleichmäßige Koagulation der gesamten Schnittfläche erreicht werden.

Die Beispiele der Abb. 4 und 5 sind repräsentativ für alle hochfrequenzchirurgischen Schnitte. Sie zeigen, daß es nicht wünschenswert sein kann, die Hochfrequenzleistung zum Schneiden, und das gilt eingeschränkt auch für die Koagulationen, derart zu standardisieren, daß diese unabhängig von allen relevanten konstanten Parametern gleich hoch eingestellt und unabhängig von allen relevanten variablen Parametern konstant gehalten wird. Wünschenswert ist vielmehr eine automatische Steuerung oder Regulierung der Hochfrequenzleistung derart, daß zu jedem Zeitpunkt beim Koagulieren und Schneiden die jeweils optimal erforderliche Hochfrequenzleistung vom Hochfrequenzchirurgiegerät geliefert wird.

Im folgenden soll untersucht werden, was bekannte Hochfrequenzchirurgiegeräte diesbezüglich leisten.

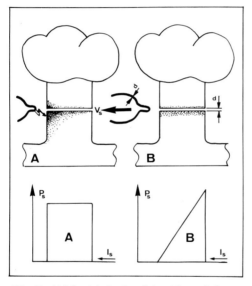

Abb. 5. Abhängigkeit der Schneidequalität von der vom Hochfrequenzchirurgiegerät gelieferten Hochfrequenzleistung P_s, A bei konstanter Hochfrequenzleistung und B bei zur jeweils verbleibenden Schnittlänge l_s proportionaler Hochfrequenzleistung. Bei Schnitt A ergibt sich ein Leistungsüberschuß am Ende des Schnittes, welcher das Gewebe stark koaguliert oder gar karbonisiert und evtl. zu einer derart starken Funkenbildung führt, daß die Polypektomieschlinge beschädigt wird. Ähnliche Probleme bezüglich der Schneidequalität ergeben sich bei Variation des Parameters Geschwindigkeit v_s der Schnittführung. Für eine über die gesamte Schnittlänge l_s konstante Schneidequalität, unabhängig von der jeweiligen verbleibenden Länge l_s und der Geschwindigkeit v_s, muß die Hochfrequenzleistung proportional zu diesen variablen Parametern gesteuert oder geregelt werden

Die Hochfrequenzleistung bekannter Hochfrequenzchirurgiegeräte

Bei der Beurteilung der Eignung eines Hochfrequenzchirurgiegeräts bezüglich seiner Hochfrequenzleistung für ein bestimmtes chirurgisches Verfahren, das gilt insbesondere für die verschiedenen Verfahren in der operativen Endoskopie, sind folgende Parameter relevant:
1) die Hochfrequenznennleistung,
2) die Leistungscharakteristik,
3) die Einstellbarkeit der Hochfrequenzleistung,
4) die Stabilität der Hochfrequenzleistung,
5) die Modulation des hochfrequenten Wechselstroms,
6) das Frequenzspektrum,
7) die Reproduzierbarkeit der Hochfrequenzleistung.

1) *Die Hochfrequenznennleistung.* Das ist die maximale Hochfrequenzleistung, welche der Hochfrequenzgenerator an angepaßte Lastwiderstände unter normalen Betriebsbedingungen liefern kann.

Heute ist eine Vielzahl verschiedener Hochfrequenzchirurgiegeräte in Benutzung, deren maximal abgegebene Hochfrequenzleistung von 25–400 W reicht. Vor 1975 waren auch Geräte mit 600, 800 und 1000 W auf dem Markt, von denen noch viele benutzt werden (Tabelle 1).

Tabelle 1. Klassifizierung von HF-Chirurgiegeräten nach deren maximaler HF-Ausgangsleistung

Ausgangs-leistung [W]	Gerät
400	IEC 601-2 und VDE 0750 Teil 202
350	Maximal zugelassene HF-Leistung
300	für HF-Chirurgiegeräte
200	
175	VAnw. Hfr.Ger.G[a]
	Maximal zugelassene HF-Leistung bei
130	HF-Chirurgiegeräten, die außerhalb
120	abgegrenzter Krankenhausgelände be-
100	trieben werden, z. B. Privatpraxis
80	
70	
60	
50	VDE 0750 Teil 202
30	Maximale HF-Leistung ohne Sicher-
25	heitsschaltung der Neutralelektrode

[a] Verwaltungsanweisung zum Gesetz über den Betrieb von Hochfrequenzgeräten (HFG)

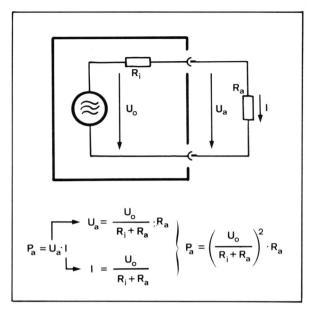

Abb. 6. Die Hochfrequenzausgangsleistung P_a von Hochfrequenzchirurgiegeräten ist abhängig von der Leerlauf- bzw. Quellspannung U_o, dem Innenwiderstand bzw. der Impedanz R_i und dem Lastwiderstand R_a

Bis maximal 175 W dürfen Hochfrequenzchirurgiegeräte entsprechend Anlage 1 zu der Verwaltungsanweisung zum Gesetz über den Betrieb von Hochfrequenzgeräten (Anlage 1 zur VAnwHFG) auch außerhalb abgegrenzter Krankenhausgelände betrieben werden, z. B. in Privatpraxen.

Bis maximal 400 W dürfen Hochfrequenzchirurgiegeräte entsprechend IEC 601-2 und VDE 0750 Teil 202 hergestellt werden.

2) *Die Leistungscharakteristik.* Sie beschreibt die Abhängigkeit der Hochfrequenzleistung im Lastwiderstand von der Impedanz des Hochfrequenzgenerators und dem Wert des Lastwiderstands.

Die Kenntnis der maximalen HF-Leistung eines Hochfrequenzchirurgiegeräts reicht für die Beurteilung, ob dieses Gerät für ein spezielles Verfahren geeignet ist, nicht aus. Wichtig ist auch die Kenntnis der Impedanz bzw. des Innenwiderstands des Hochfrequenzchirurgiegeräts (Abb. 6).

Jeder Generator – und Hochfrequenzchirurgiegeräte sind prinzipiell Generatoren, die hochfrequenten elektrischen Strom generieren, – kann modellhaft durch eine konstante Spannungsquelle mit der

Möglichkeiten und Probleme der Standardisierung der Hochfrequenzleistung

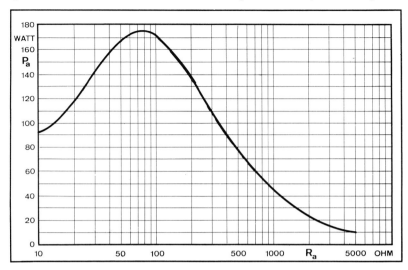

Abb. 7. Hochfrequenzleistung P_a als Funktion des Lastwiderstands R_a; $R_i = 75\ \Omega$, $U_o = 230$ V

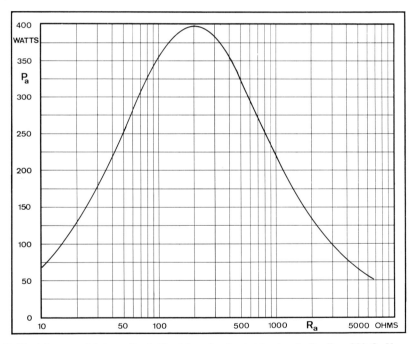

Abb. 8. Hochfrequenzleistung P_a als Funktion des Lastwiderstands R_a; $R_i = 200\ \Omega$, $U_o = 566$

Spannung U_O und dem Innenwiderstand R_i dargestellt werden. Wird dieser Generator durch einen Außenwiderstand R_a belastet, wobei R_a hier die Summe aller Widerstände darstellt, durch die der hochfrequente Strom während des Schneidens oder Koagulierens fließt, so wird in R_a die Leistung $P_a = U_a \cdot I$ wirksam. Um die hier interessierende Abhängigkeit der Leistung P_a von R_i und R_a, die sog. Leistungscharakteristik, berechnen zu können, ist die Umformulierung der Gleichung
$P_a = U_a \cdot I$

z. B. nach

$$P_a = \left(\frac{U_O}{R_i + R_a}\right)^2 \cdot R_a$$

zweckmäßig.

Für $R_i = 75\,\Omega$ und $U_O = 230\,V$ ergibt sich bei Variation von R_a die Leistungscharakteristik entsprechend (Abb. 7).

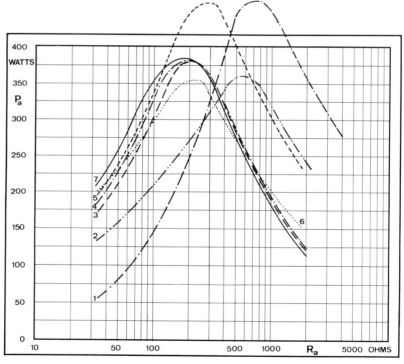

Abb. 9. Hochfrequenzleistung P_a als Funktion des Lastwiderstands R_a einiger verschiedener Hochfrequenzchirurgiegeräte. *1* Birtcher 737 XL, *2* Valleylab SSE2K, *3* Erbe T 400 B, *4* Neomed 3000 A, *5* EMS 2000, *6* Martin 500, *7* Siemens TS403

Für $R_i = 200\,\Omega$ und $U_O = 566\,V_{eff}$ ergibt sich bei Variation von R_a die Leistungscharakteristik entsprechend (Abb. 8).

In Abb. 9 ist die Leistungscharakteristik einiger Hochfrequenzchirurgiegeräte dargestellt.

Die Abbildung 9 zeigt deutlich, daß die Leistungscharakteristik aller Hochfrequenzchirurgiegeräte prinzipiell die gleiche Form hat, jedoch deren Lage im Leistungsdiagramm mehr oder weniger stark abweicht.

In Abbildung 10 wird eine typische Leistungscharakteristik in 3 unterschiedlich wirkende Bereiche unterteilt. Der mit R_i gekennzeich-

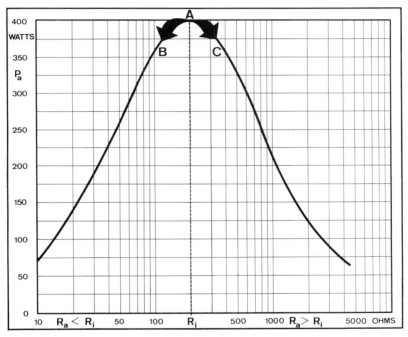

Abb. 10. Die Leistungscharakteristik von konventionellen (nicht automatisch geregelten) Hochfrequenzchirurgiegeräten kann in 3 unterschiedliche Bereiche unterteilt werden. Bereich *A* ist der spezielle Fall der Leistungsanpassung, wenn der Lastwiderstand R_a gleich ist der Impedanz R_i des Hochfrequenzchirurgiegeräts. Bereich *B* ist für die Hochfrequenzchirurgie in der Regel sehr ungünstig, weil die Leistung sich hier reziprok zur erforderlichen Leistung ändert. Bereich *C* kommt der Hochfrequenzchirurgie insofern entgegen, als die vom Gerät gelieferte Leistung etwa proportional zur erforderlichen Leistung zu- bzw. abnimmt. Aus dieser Eigenschaft des Bereichs *C* resultiert der Begriff „automatische Leistungsanpassung", der jedoch nicht mit automatischer Leistungsregelung verwechselt werden darf

nete Bereich stellt die maximale Leistung dar, die das entsprechende Hochfrequenzchirurgiegerät an R_a abgeben kann. Das ist stets bei $R_a = R_i$ der Fall.

In diesem speziellen Fall, $R_i = R_a$, der während der praktischen Anwendung des Hochfrequenzchirurgiegeräts sehr selten vorkommt, besteht ideale Leistungsanpassung. In der praktischen Anwendung besteht fast immer Fehlanpassung, d. h. $R_a \neq R_i$. Das Hochfrequenzchirurgiegerät gibt um so weniger Leistung an R_a ab, je weiter R_a von R_i abweicht.

Am Beispiel der Polypektomie soll gezeigt werden, welchen großen Einfluß die Leistungscharakteristik eines Hochfrequenzchirurgiegeräts sowohl beim Koagulieren als auch beim Schneiden hat.

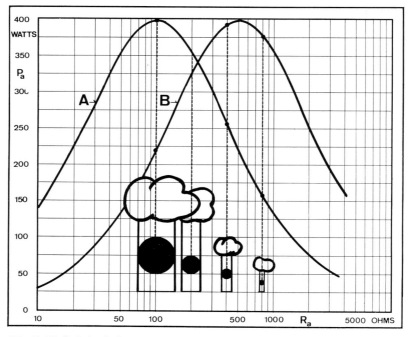

Abb. 11. Einfluß der Leistungscharakteristik auf die Wirkung z. B. für die Polypektomie. Leistungscharakteristik *A* kommt der Forderung, daß die vom Hochfrequenzchirurgiegerät gelieferte Hochfrequenzleistung P_a dem Leistungsbedarf proportional sein soll, sehr entgegen. Leistungscharakteristik *B* dagegen verursacht eine Leistungssteigerung, wo eigentlich eine Leistungsminderung richtig wäre. Statt der 4 verschiedenen Polypen, für welche die jeweilig erforderliche Anfangsleistung proportional zum Umfang fällt, gilt diese Betrachtung auch analog für die Betrachtung des Schnittvorgangs durch einen Polypen, wobei ja die effektive Schlingenlänge kürzer und kürzer wird

In Abbildung 11 sind schematisiert Polypen mit unterschiedlichem Durchmesser im Leistungsdiagramm zweier verschiedener Hochfrequenzchirurgiegeräte A und B dargestellt. Der Durchmesser des Polypen nimmt von links nach rechts mit dem Faktor 0,5 ab. Der elektrische Widerstand zwischen Polypektomieschlinge und Polyp verhält sich in erster Näherung reziprok proportional zum Durchmesser der Polypen. Beim Abtrennen dicker Polypen durchläuft R_a den gesamten Widerstandsbereich von beispielsweise 100 bis über 1000 Ω.

Die Leistungscharakteristik des Gerätes A kommt dieser Situation insofern entgegen, als die Leistung annähernd proportional mit dem Durchmesser des Polypen abnimmt.

Die Leistungscharakteristik des Gerätes B dagegen läßt die Leistung reziprok proportional zum Durchmesser des Polypen ansteigen, mit der unangenehmen Folge, daß die Schlinge rasant den Polypen durchtrennt und am Ende des Schnittes evtl. noch starke Lichtbogen entstehen, welche das Gewebe karbonisieren und die Polypektomieschlinge beschädigen.

Optimal wäre eine Leistungscharakteristik entsprechend *A* in Abb. 11.

Eine Standardisierung der optimalen Leistungscharakteristik entsprechend Abb. 11 (A) ist leider nicht möglich, weil viele andere Parameter ebenfalls berücksichtigt werden müssen.

Der Widerstand R_a kann während der Koagulationsphase wesentlich kleiner sein als während der Schneidephase.

Der Widerstand R_a ist außerdem abhängig von der Länge L und der Dicke d des Schlingendrahts, von den Eigenschaften des Gewebes, von der Zugkraft an der Schlinge, der Schnittgeschwindigkeit usw.

In Abbildung 3 ist die jeweils erforderliche Wärmemenge Q_s als Funktion des Durchmessers des Polypen dargestellt. Parameter dieser Funktion ist die Dicke d des Drahtes.

3) *Die Einstellbarkeit der Hochfrequenzleistung.* Sie beschreibt in wieviel Stufen die Hochfrequenzleistung zwischen Minimum und Maximum einstellbar ist und um wieviel die Hochfrequenz von Stufe zu Stufe zu- oder abnimmt. Diese Abhängigkeit der Hochfrequenzleistung von der Leistungseinstellung wird von den Herstellern der Hochfrequenzchirurgiegeräte publiziert, in der Regel jedoch nur für den speziellen Fall der Leistungsanpassung. Informativer für den Anwender ist diesbezüglich die Darstellung der Hochfrequenzleistung als Funktion des Lastwiderstands mit der Leistungseinstellung als Parameter.

Um die Hochfrequenzleistung für den jeweiligen Anwendungsfall optimal einstellen zu können, sind alle konventionellen Hochfrequenzchirurgiegeräte mit mehr oder weniger fein abgestuften Lei-

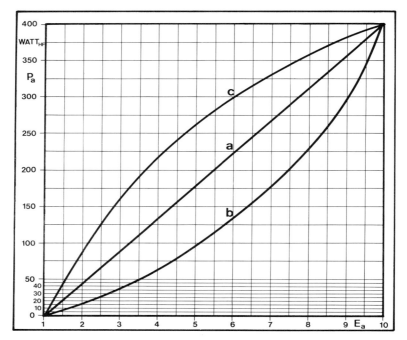

Abb. 12. Die Hochfrequenzausgangsleistung P_a als Funktion der Leistungseinstellung E_a. Prinzipiell gibt es die lineare *(a)*, die progressive *(b)* oder die degressive *(c)* Leistungseinstellung. Jede der 3 Funktionen hat Vor- und Nachteile. Die Funktion *a* ist am übersichtlichsten. Die Funktion *b* ist da vorteilhaft, wo sowohl kleinere Leistungen als auch große Leistungen gut einstellbar sein müssen. Diese 3 Funktionen zeigen deutlich, daß die Leistungseinstellung eines Hochfrequenzchirurgiegeräts nicht direkt auf ein anderes Gerät übertragbar ist, auch wenn U_o und R_i identisch sind

stungseinstellvorrichtungen ausgestattet. Stufenlose Einstellvorrichtungen haben zwar den Vorteil, daß jede beliebige Hochfrequenzleistung zwischen Minimum und Maximum eingestellt werden kann, aber auch den Nachteil, daß die Reproduzierbarkeit der Leistungseinstellung hierunter leidet; es sei denn, die Skala am Einstellelement ist ausreichend fein gerastert.

Sehr wichtig ist auch die Zu- oder Abnahme der Hochfrequenzleistung als Funktion der Leistungseinstellung.

Achtung: Die Kurven der Abb. 12 gelten nur in dem speziellen Fall, daß der Lastwiderstand R_a gleich ist dem Innenwiderstand (Impedanz) R_i des Hochfrequenzgenerators. Bei allen Lastwiderständen $R_a \neq R_i$ (Fehlanpassung) ist die Leistung im Lastwiderstand kleiner als bei $R_a =$

Möglichkeiten und Probleme der Standardisierung der Hochfrequenzleistung 51

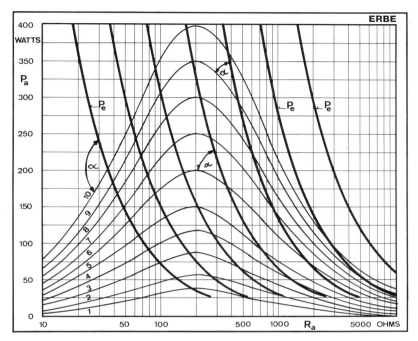

Abb. 13 zeigt die Leistungscharakteristik eines Hochfrequenzchirurgiegeräts mit dem Innenwiderstand $R_i = 200\ \Omega$ nicht nur bei maximaler Leistungsstufe, sondern bei allen 10 Leistungsstufen. In dieses Diagramm ist zusätzlich die jeweils erforderliche Hochfrequenzleistung P_e, z. B. als Funktion der Schnittgeschwindigkeit, des Polypendurchmessers usw., dargestellt, also alle variablen Parameter, bei denen die erforderliche Leistung proportional der Änderung des Parameters ist. Ideal wäre, wenn P_a als Funktion von R_a sich proportional zu P_e als Funktion von R_a ändern würde. Dieses Diagramm zeigt deutlich, daß dies in der Praxis mit konventionellen Hochfrequenzchirurgiegeräten ohne automatische Leistungsregelung nicht möglich ist. Die Kurven P_e und P_a schneiden sich jeweils nur an einem Punkt. Je größer der Schnittwinkel α desto ungünstiger der Effekt

R_i. Das ist der Grund dafür, daß die Skalen der Stellglieder zur Leistungseinstellung bei Hochfrequenzchirurgiegeräten nicht in absoluten Werten (z. B. in Watt), sondern nur in relativen Werten (z. B. in Prozent oder Zahlen von 1–10) geeicht sein dürfen (VDE 0750 Teil 202/IEC 601-2-2).

Bei einigen konventionellen Hochfrequenzchirurgiegeräten ist diese Funktion zusätzlich noch mehr oder weniger stark vom Lastwiderstand abhängig (Abb. 13).

4) *Die Stabilität der Hochfrequenzleistung.* Sie betrifft die Abhängigkeit der Hochfrequenzleistung von äußeren und inneren Störgrößen. Äußere Störgrößen sind z. B. die Schwankung der Netzspannung, die Umgebungstemperatur, Verunreinigungen der aktiven Elektroden. Innere Störgrößen sind z. B. die Temperatur innerhalb des Hochfrequenzchirurgiegeräts, Wackelkontakte im Zubehör, Instabilitäten der Elektronik des Hochfrequenzchirurgiegerätes usw. (Abb. 14).

5) *Die Modulation des hochfrequenten Wechselstroms.* Für die Hochfrequenzchirurgie werden sowohl kontinuierliche, unmodulierte als auch mehr oder weniger stark amplitudenmodulierte hochfrequente Wechselströme verwendet (Abb. 15).

Der thermische Effekt Q des hochfrequenten Wechselstroms i (t) in linearen, reelen Widerständen R, dies gilt auch für biologisches Gewebe, ist unabhängig davon, ob der hochfrequente Wechselstrom

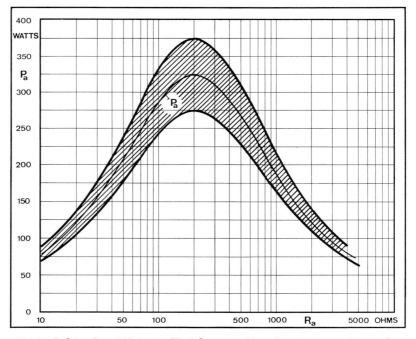

Abb. 14. Infolge Instabilität der Hochfrequenzchirurgiegeräte gegenüber äußeren und inneren Störgrößen kann die Leistung mehr oder weniger stark um den Sollwert P_a schwanken

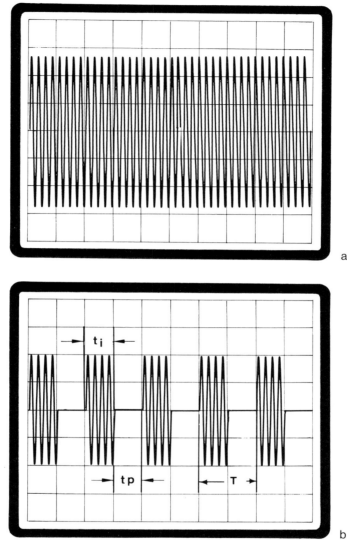

Abb. 15 a, b. Kontinuierlich fließender, unmodulierter (**a**) und amplitudenmodulierter (**b**) hochfrequenter Wechselstrom. Da die effektive Leistung mit dem Verhältnis $t_i : (t_i + t_p)$ abnimmt, kann der Crestfaktor zum Schneiden nicht beliebig gesteigert werden, da andernfalls kein Schnitt mehr möglich ist

kontinuierlich oder mehr oder weniger stark amplitudenmoduliert ist. Allgemein gilt:

$$Q_T = R \int_0^T i^2(t)\, dt \quad (Ws)$$

Q_T ist die Wärmemenge, die während der Stromflußdauer T durch den Strom i (t) in dem linearen, reellen Widerstand R erzeugt wird.

Für die Erwärmung des Gewebes, wie sie bei der Koagulation, z. B. zur Blutstillung, angewandt wird, ist weder die Form der Amplitudenmodulation noch die Amplitudenmodulation an sich relevant. Wird die Koagulation jedoch mit einer aktiven Elektrode ausgeführt, die primär zum Schneiden geformt ist, wie z. B. die Schneideelektrode für die transurethrale Resektion oder die Schneideschlinge für die endoskopische Polypektomie, dann ist die Amplitudenmodulation des hochfrequenten Wechselstroms relevant. Die Erfahrung zeigt, daß die Schneideeigenschaft des hochfrequenten Wechselstroms trotz gleicher mittlerer Stromstärke bei geeigneter Amplitudenmodulation im Vergleich zum unmodulierten hochfrequenten Wechselstrom zugunsten der Koagulation abnimmt (Abb. 16).

Der Koagulationsgrad k nimmt mit dem Modulationsgrad zu. Der Modulationsgrad kann mathematisch durch den Crestfaktor beschrieben werden. Der Crestfaktor C ist hierbei das Verhältnis des Spitzenwerts I_s (= maximale Amplitude) zum Effektivwert I_{eff} des Stromes:

$$C = \frac{I_s}{I_{eff}}$$

Die Wirkung der Amplitudenmodulation zur Erzeugung einer Koagulation der Schnittflächen beim Schneiden oder gar zur Verhinderung des Schneidens beim Koagulieren bzw. Blutstillen mittels Schneideelektroden darf in der Praxis nicht überschätzt werden.

Die Parameter mittlere Intensität des Stromes, Geometrie der Schneideelektroden, Geschwindigkeit der Schnittführung, Gewebetyp und mechanischer Druck der Schneideelektrode gegen das Gewebe während des Koagulierens wirken diesbezüglich wesentlich stärker (Farin 1980); es sei denn, es wird sehr stark modulierter Hochfrequenzstrom verwendet, wie er bei älteren Hochfrequenzchirurgiegeräten mittels Funkenstreckengeneratoren erzeugt wurde und der von einigen Chirurgen liebevoll Funkenstreckenstrom genannt wurde.

6) *Das Frequenzspektrum.* Während Hochfrequenz erzeugende Einrichtungen national und international sehr strengen Auflagen (IEC) bezüglich Frequenzwahl, Frequenzstabilität, Bandbreite, Modulation bzw. harmonischer Frequenzen, Oberwellen, Intensität usw. unterlie-

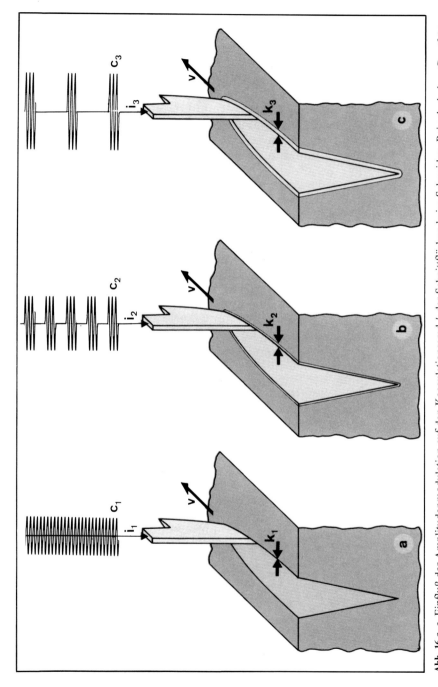

Abb. 16 a–c. Einfluß der Amplitudenmodulation auf den Koagulationsgrad k der Schnittflächen beim Schneiden. Bei sehr hohen Crestfaktoren C ist kein Schnitt mehr möglich

gen, dürfen Einrichtungen für die Hochfrequenzchirurgie bei bestimmungsgemäßer Anwendung in der Medizin bis maximal 400 W (175 W [Gesetz über den Betrieb von Hochfrequenzgeräte]) ausnahmsweise alle Auflagen vernachlässigen.

So vorteilhaft der Verzicht auf die Einhaltung obiger Auflagen bei Einrichtungen für die Hochfrequenzchirurgie ist, so nachteilig wirkt sich diese Großzügigkeit auf das Umfeld dieser Einrichtungen aus. Empfindliche elektronische Geräte in der Nähe dieser Einrichtungen für die Hochfrequenzchirurgie, wie beispielsweise Patientenüberwachungsgeräte, Endokameras, elektronische Kommunikationseinrichtungen usw., können gestört werden.

Die bei der Hochfrequenzchirurgie unvermeidlichen kapazitiven hochfrequenten Leckströme (I_l^{HF}) wachsen proportional mit der Frequenz. Dies gilt nicht nur für die Grundfrequenz $^f l$, sondern auch für die harmonischen Frequenzen $^f n$ der Grundfrequenz $^f l$. Diese kapazitiven hochfrequenten Leckströme können u. U. so groß sein, daß unbeabsichtigte thermische Gewebenekrosen (endogene Verbrennungen) an beliebigen Körperstellen des Patienten entstehen, wo die Stromdichte dieser Leckströme groß ist [4]. Diese Leistung der Leckströme geht der Leistung für den beabsichtigten Effekt verloren.

Mit Rücksicht auf dieses Problem sollte das Hochfrequenzchirurgiegerät bezüglich Leistung und Frequenzspektrum dem jeweiligen Verwendungszweck angepaßt sein.

7) *Die Reproduzierbarkeit der Hochfrequenzleistung.* Den Chirurgen interessiert primär die Reproduzierbarkeit des Verfahrens. Bezüglich der Leistung des hochfrequenten Stromes bedeutet das, daß die gewollte Wirkung an der beabsichtigten Stelle reproduzierbar sein soll. Diese Reproduzierbarkeit ist abhängig von allen oben aufgeführten Parametern.

Verschiedene Hersteller von Hochfrequenzchirurgiegeräten sind bemüht, Einrichtungen zu schaffen, welche die Reproduzierbarkeit der Leistung verbessern. Hierzu zählen z. B. die Stabilisierung der Ausgangsleistung der Hochfrequenzchirurgiegeräte gegen Netzspannungs- und Temperaturschwankungen, die Ausstattung der Hochfrequenzchirurgiegeräte mit Prüf- und Meßeinrichtungen (Erbofom Endoscopy) bis hin zur automatischen Leistungsregelung (Flachenecker 1980; Fastenmeier u. Gminder 1979).

Zusammenfassung

Es wurde versucht, alle relevanten Kriterien bezüglich der Leistung des hochfrequenten Wechselstroms sowohl beim Koagulieren als auch beim Schneiden aufzuzeigen. Hierbei wurde die für die verschiedenen Anwendungen optimal erforderliche Leistung der von bekannten Hochfrequenzchirurgiegeräten in Abhängigkeit verschiedener Parameter zur Verfügung stehenden Leistung gegenübergestellt.

Bereits die Feststellung, daß die Leistung während des Koagulierens und insbesondere während des Schneidens nicht konstant sein darf, sondern der jeweils momentanen Bedingung optimal angepaßt sein muß, verbietet eine Standardisierung der Leistung. Aber auch alle aufgeführten Parameter, welche die zur Verfügung stehende Leistung beeinflussen, stehen einer Standardisierung im Wege.

Eine Standardisierung der Leistung kommt dem Ziel der Reproduzierbarkeit der Verfahren nicht entgegen. Diesem Ziel kommt man nur mit geeigneter automatischer Leistungssteuerung oder gar Leistungsregelung näher.

Literatur

Erbotom Endoscopy, Prospekt, Erbe Elektromedizin, Tübingen

Farin G (1980) Basics of electro-surgery. Erbe Elektromedizin, Tübingen

Farin G (1982) Ursachen und Vermeidung von Verbrennungen am Patienten bei Anwendung der HF-Chirurgie, Erbe, Tübingen

Flachenecker G (1980) Automatisch geregelter Hochfrequenz-Generator für die Urologie. Institut für Hoch- und Höchstfrequenztechnik, Hochschule der Bundeswehr, München

Fastenmeier K, Gminder F (1978) High-Frequency Power during TUR. Institut für Hoch- und Höchstfrequenztechnik, Hochschule der Bundeswehr, München

Gesetz über den Betrieb von Hochfrequenzgeräten (HFG) Amtsblatt des Bundesministers für das Post- und Fernmeldewesen, Frankfurt a. M., 09. Aug. 1949, sowie Anlage 1 zur Verwaltungsanweisung zum HFG, Amtsblatt 1950 Nr. 75

International Electrotechnical Commission (IEC) Particular Requirements for the Safety of High Frequency Surgical Equipment, Publication 601-2-2 DIN IEC 62.5/VDE 0750 Teil 202, Hochfrequenzchirurgiegeräte, besondere Festlegungen für Sicherheit und Ausführung

Reidenbach H-D (1983) Flüssigkeitsunterstützte Hochfrequenzkoagulation (Elektrohydrothermosation). Hochfrequenz- und Lasertechnik in der Medizin. Springer, Berlin Heidelberg New York

Reidenbach H-D (1984) Endoskopische Techniken. Buess G, Unz F, Pichelmaier H, Deutscher Ärzte-Verlag, Köln

Hochfrequenzstrom in der Pelviskopie – monopolare und bipolare Anwendung

K. SEMM

Vor einiger Zeit erschien meine „Operationslehre für die endoskopische Abdominalchirurgie", die ausschließlich anhand von ca. 12 000 Pelviskopien in München und Kiel dadurch erarbeitet werden konnte, daß der früher übliche, zu Blutstillungszwecken intraabdominal genutzte Hochfrequenzstrom völlig ersetzt wurde: einerseits durch ein neuartig entwickeltes Endokoagulationsverfahren, bei dem der menschliche Körper nicht mehr mit dem elektrischen Strom in Verbindung kommt, und andererseits durch die Überführung der klassischen Blutstillungsmethoden durch Naht und Ligatur der Allgemeinchirurgie in die endoskopische Abdominalchirurgie. Damit lassen sich in der Gynäkologie etwa 65 % der klassischen Indikationen für eine Laparotomie ersetzen und im Rahmen einer operativen Pelviskopie mit weit geringerer physischer Belastung für den Patienten durchführen.

Einleitung

Von Kiel aus starteten wir 2 Umfragen über die im wesentlichen in Deutschland – von der Pionierarbeit von R. Palmers, Paris abgesehen – eingeführte und weiterentwickelte Pelviskopie. Dabei erfaßten wir in 2 Etappen 558342 pelviskopische Eingriffe von 1946 bis 1977 und von 1978 bis 1983 und werteten sie statistisch aus. In der 2. Umfrage (292442 Pelviskopien) wurden uns 563 schwere Komplikationen, davon in 54 % der Fälle Verbrennungen mit Hochfrequenzstrom, gemeldet. Dies stellt 26 % aller Komplikationen dar. Davon wieder stehen mit 65 % die Unfälle im Vordergrund, die mit der angeblich weniger risikoreichen Hochfrequenzstrom-Bikoagulation entstanden sind.

Die Abb. 1 zeigt den typischen Stromverlauf des Hochfrequenzstroms bei der monopolaren Anwendungstechnik, und Abb. 2 bei der sog. Bikoagulationstechnik. Mit dieser Statistik ist erwiesen, daß auch die sog. Bikoagulationstechnik nicht – wie ehedem behauptet – alle Gefahren der intraabdominalen Verbrennung ausschließt.

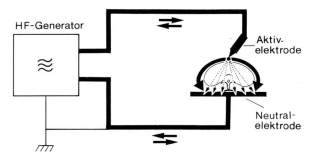

Abb. 1. Schematische Darstellung des Stromverlaufs und der Strombahnen im menschlichen Körper bei monopolarer Anwendung des Hochfrequenzstroms

Dieser „Mißerfolg" der Bikoagulationstechnik ist physikalisch begründet durch die Tatsache, daß auch hier der Hochfrequenzstrom den Elektrolytgehalt des menschlichen Körpergewebes benutzt, um destruktive Wärme zu erzeugen. Dabei läßt die von Gewebe zu Gewebe über eine Zehnerpotenz verschiedene Leitfähigkeit eine genaue Dosierung des Hochfrequenzstroms nicht zu sowie erst recht keine exakte Festlegung des Stromverlaufs im menschlichen Körper. Auch wenn die Stromquelle für den medizinisch genutzten Hochfrequenzstrom völlig erdfrei aufgehängt ist, besteht durch Aberration von hochfrequenten Strömen evtl. im Sinne des „biologischen Skineffekts" die Gefahr der Entstehung destruktiver Wärme auch außerhalb des unmittelbar durch die bipolare Pinzette gegriffenen und damit im Sichtbereich des Operateurs liegenden Bereichs.

Allein diese Statistik verbietet es uns schon, daß wir im Bauchraum bei der endoskopischen Abdominalchirurgie diesen Strom zu Blutstillungszwecken weiterhin empfehlen.

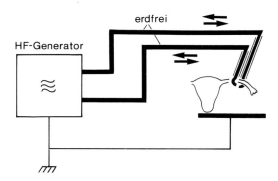

Abb. 2. Schematische Darstellung des Stromverlaufs bei bipolarer Anwendung des Hochfrequenzstroms

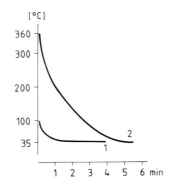

Abb. 3. Temperaturmessung an der Faßzange nach Koagulation bzw. Flammenziehen bei Anwendung von Hochfrequenzstrom zur Eileitersterilisierung einer Leistung von 30 W

Abbildung 3 zeigt entsprechend den Arbeiten von Larbig u. Göltner (1974), daß bei der monopolaren Anwendung des Hochfrequenzstroms Temperaturen bis zu 700 °C entstehen, daß selbst die Metallteile der Zangen Temperaturen bis zu 360 °C erreichen und erst nach 6 min wieder bis auf 35 °C abkühlen.

Die in Abbildung 4 gezeigten 100 W sind bei Erzeugung über Hochfrequenzstrom im Abdomen nicht kontrollierbar. Ursprünglich versuchte Kocks (1978), die Eileiter transuterin mit galvanischem Strom mit der Glühschlinge zu verkochen; dann verkochten Werner (1934) per laparotomiam und Boesch (1936) per laparoskopiam die Eileiter mit Hochfrequenzstrom, um das Eileiterlumen zu zerstören.

Dabei stellte bislang aber niemand Überlegungen an, ob diese Stromart zur Erzeugung der Koagulationswärme einerseits wirklich sinnvoll ist und andererseits die infolge der Unkontrollierbarkeit des Hochfrequenzstroms für die Gesundheit (Endokrinium!) entstehenden Gefahren ärztlich vertretbar sind.

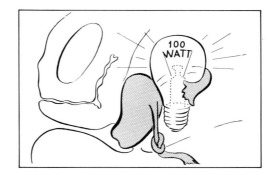

Abb. 4. Schematische Vorstellung von 100 W Leistung beim unkontrollierten Anwenden von Hochfrequenzstrom im geschlossenen Abdomen zur Eileiterunterbindung

Physikalische Gründe zum Ausschluß der Hochfrequenzkoagulation in der Endoskopie

Keinem Techniker würde es heute einfallen, die Leistung der von ihm hergestellten Geräte nur mit dem Auge zu messen und zu beurteilen. Nur vom Arzt wird bei der Ausübung seines Berufs und der Anwendung von destruktiver Wärme zur Erzeugung der Hämostase verlangt, daß er die Wirkung relativ großer Energiemengen ausschließlich durch optisches Abschätzen von entstehender Farbe (Weißverfärbung des Gewebes) oder Dampfentwicklung beurteilt. Während also der Techniker heute alles exakt mißt (Abb. 5), soll der Mediziner die entstehenden Wärmegrade – noch dazu unter der Erschwerung über die endoskopische Sicht – mit dem Auge beurteilen. Dabei ist zu bemerken, daß die Verfärbung der Proteine, d. h. des Gewebes, erst oberhalb von 90 °C beginnt, während der Zelltod infolge Zerstörung der thermolabilen Atmungsfermente schon bei 57 °C völlig unsichtbar eintritt.

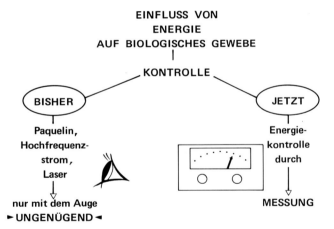

Abb. 5. Hochfrequenzstromenergieleistungen bis zu 100 W werden bislang in der Medizin nur mit dem Auge geschätzt bzw. „kontrolliert", während es in der Technik schon seit langem üblich ist, Energie durch exakte Messungen zu steuern

Physikalische Daten des Hochfrequenzstroms

Die Abbildung 6 zeigt das Faradaymodell des Induktionsstroms, die Basis des Wechselstroms, der ab einer Frequenz von über 10 kHz als Hochfrequenzstrom bezeichnet wird. Fließt der Strom durch einen elektrischen Leiter (Abb. 7), so baut dieser rechtsdrehend um diesen ein magnetisches Feld auf. Diesem ist (Abb. 8) infolge der Entstehung der elektrischen Wirbel eine der Stromrichtung entgegengesetzte Kraft opponent. Daraus entwickelt sich das, was wir in der Physik als „Skineffekt" (Abb. 9) bezeichnen, d. h. durch die entgegengesetzten Wirbel wird der Rückstrom im Inneren des Leiters so groß, daß sich der Hochfrequenzstrom letztlich nur noch auf der Oberfläche des Leiters erster Ordnung (= Metalle) ausbreiten kann.

Ob dieser Skineffekt bei Leitern erster Ordnung, der erst bei einigen Gigaherz voll zum Tragen kommt, auch im Körpergewebe entsteht, ist nicht sicher erwiesen. Sicher aber ist, daß der sog. tierische Strom (Abb. 10) – von Galvani am 6. November 1789 entdeckt – zur Kontraktion der Muskelzelle führt, dann aber nicht mehr zum Tragen kommt, wenn er in hochfrequenter Form durch tierisches Gewebe geleitet wird. Auf jeden Fall spielen bei der Leitung von Hochfrequenzstrom im tierischen Körper physikalische Gesetze eine Rolle, die bis ins letzte heute noch nicht bekannt sind.

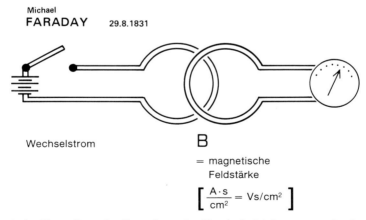

Abb. 6. Schematische Darstellung des Entstehens des Faradayinduktionsstroms durch Schließen und Öffnen eines Gleichstromkreises

64 K. Semm

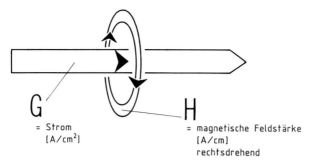

Abb. 7. Schematische Darstellung des Entstehens eines rechts drehenden Magnetfeldes *(H)* um einen Stromleiter *(G)*

Es darf auch darauf hingewiesen werden, daß durch die Pulsation der Gefäße eine fortlaufende Änderung des Stromwegs im tierischen Körper, d. h. Veränderungen der Stromleitbahnen, eintritt. Der Hochfrequenzstrom gleitet über die Zellmembran und die Nervenstränge, wodurch u. a. auch die beim galvanischen Strom zu beobachtende Elektrolyse unterbleibt. Trotzdem erwärmt die Feld-, d. h. Stromdichte, das solchermaßen durchströmte Gewebe, wie es bei den Leitern erster Ordnung, z. B. beim Widerstandsdraht, bekannt ist (Heizdrahteffekt) in Abhängigkeit der Leistung (= Wattzahl).

Deutlich läßt sich z. B. bei der Koagualation einer Biopsiewunde am menschlichen Eierstock demonstrieren, auf welchem Wege der

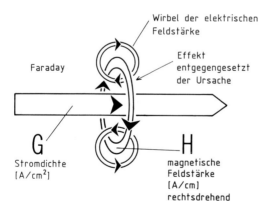

Abb. 8. Schematische Darstellung der Entstehung der gegen die Richtung der magnetischen Feldstärke *H* gerichteten Wirbel der elektrischen Feldstärke, die in ihrer Richtung dem Stromfluß im Leiter *G* entgegengerichtet sind. Diese Wirbel der elektrischen Feldstärke verhindern ab einer gewissen Frequenz den Stromfluß im Inneren des Stromleiters *G* (Ursache des Skineffekts)

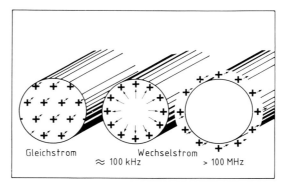

Abb. 9. Schematische Darstellung des Skineffekts. Während beim Gleichstrom der gesamte Stromleiter gleichmäßig durchströmt wird, zwingt die zunehmende Frequenz des Wechselstroms infolge der entstehenden Wirbel der elektrischen Feldstärke (s. Abb. 8) den Stromfluß auf die Oberfläche des Leiters

Hochfrequenzstrom zur spezifischen Elektrode gelangt (Abb. 11). Da der Eierstock an einer bindegewebigen Struktur mit Fetteinlagerung suspendiert ist, gelangt der Hochfrequenzstrom fast ausschließlich über die elektrolytreichen Gefäße und Nerven in das Eierstockgewebe. So führen Strombahnverengung im Rete ovarii ortsfremd vom eigentlich gewünschten Koagulationspunkt zur Destruktion infolge disseminierter Entstehung destruktiver Wärme.

Andererseits ist es bis heute noch nicht bekannt, durch welche Gewebearten der Strom bei der monopolaren Anwendung bevorzugt von der indifferenten Elektrode (Abb. 12 und 13) zur spezifischen gelangt. Schwerste Darm- und Ureterverbrennungen mit teils letalem Ausgang – vielfach in der Literatur dokumentiert – sind aber bedauerliche experimentelle Beweise. Daß hier unser therapeutisches Modell noch nicht exakt wissenschaftlich erforscht ist, bestätigt die Statistik 1983.

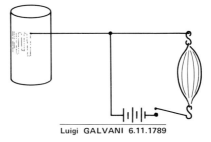

Abb. 10. Schematische Darstellung der Wirkung des tierischen Stromes (Gleichstrom nach Galvani, 6. November 1789)

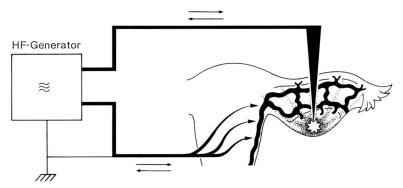

Abb. 11. Schematische Darstellung der Strombahnen im Adnexbereich bei Koagulation einer Blutung an der Oberfläche des Eierstocks mit monopolarer Hochfrequenztechnik. Der Strom fließt vornehmlich durch die besser stromleitenden Nerven- und Gefäßbahnen zum Ovar, was zu ihrer unkontrollierten Erwärmung führt

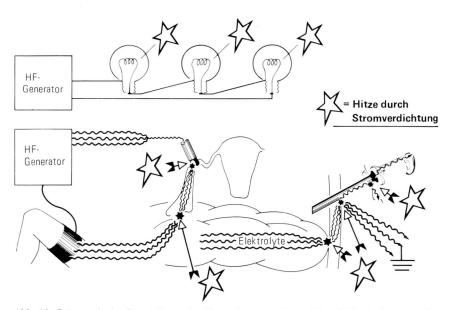

Abb. 12. Schematische Darstellung des Entstehens multipler Hitzefelder bei monopolarer Anwendung des Hochfrequenzstroms im geschlossenen Abdomen. Zu vergleichen mit hintereinander geschalteten Glühlampen

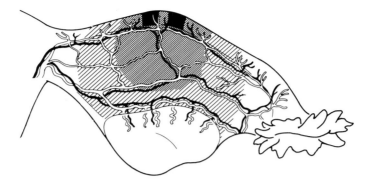

Abb. 13. Schematische Darstellung der Ausdehnung von Koagulationsnekrosen nach Anwendung von monopolarem Hochfrequenzstrom *(breit gestrichelt)*, bipolarem Hochfrequenzstrom *(eng gestrichelt)* und Endokoagulationstechnik *(schwarz)*

Meines Erachtens ist es unverantwortlich, daß lt. der Statistik von 1983 16% meiner Kollegen diese Methode zur Eileitersterilisierung verwenden, bei der sie nicht nur die Eileiterkontinuität unterbrechen, sondern gleichzeitig eine Art Semikastration vornehmen (Abb. 13), nachdem ich schon 1972 auf dem 2. Amerikanischen Kongreß der AAGL (American Association Gynecologic Laparoscopists) in New Orleans darauf hingewiesen hatte, daß die Verwendung hochfrequenter Ströme zur Verkochung der Tuba Falloppii unverantwortlich ist. Die Abb. 14 zeigt die Möglichkeiten der ortsfremden Entstehung destruktiver Wärme bei der Anwendung von monopolarem Hochfrequenzstrom bis hin zu Ohren und Nasen des Operators, von multiplen Verbrennungen bei der Patientin ganz abgesehen.

Nachfolgend soll erklärt werden, weshalb durch die Anwendung des Hochfrequenzstroms der gewünschte Eileitersterilisationseffekt nicht immer erzielt wurde: Bei der Hochfrequenzkoagulation wird der Strom zunächst über die Oberfläche des Eileiters geführt; dabei entsteht in diesem Gewebe Wärme, die nach kurzer Zeit zur Exsikkation und damit zur Isolation dieser Schicht führt. Besteht keine andere Möglichkeit mehr für den Hochfrequenzstromfluß, z. B. durch Aberrieren der Ströme, so ist ein maximaler Verbrennungseffekt an der Oberfläche entstanden, der sichtbar durch Weiß- oder sogar Schwarzverfärbung der Eileiterserosa in Erscheinung tritt. Im Inneren blieb der Eileiter aber unterhalb der erforderlichen Erwärmung für den Zelltod, wenn nicht anschließend durch die erhitzten metallischen Greifzangen die Wärme per conductionem noch weitergeleitet wurde. Dies war die Ursache, weswegen wir z. B. ursprünglich die Empfehlung gaben,

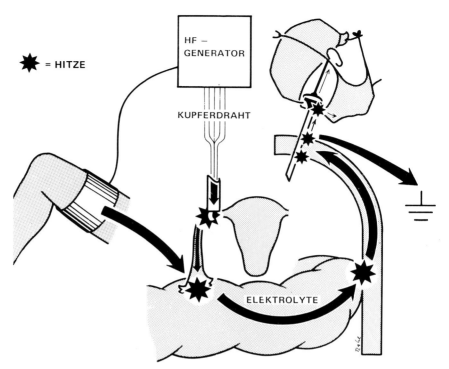

Abb. 14. Darstellung des simultanen Entstehens multipler Verbrennungen bei Anwendung monopolaren Hochfrequenzstroms zur Eileitersterilisation infolge mehrerer unkontrollierbarer Stromdurchgänge an Gewebebrücken mit konsekutiver Stromfeldverdichtung bzw. -erwärmung

mindestens 20 s mit Hochfrequenzstrom die Eileiter zu „sterilisieren". Daß wir dabei gleichzeitig natürlich auch bis tief in das Rete ovarii hinein Wärme über 57 °C erzeugten und damit die Semikastration der Patientin einleiteten, fiel uns viele Jahre nicht auf bzw. blieb uns unbekannt. Wir Gynäkologen verfolgten dabei das Ziel, so viel als möglich Eileitergewebe sichtbar zu zerstören, um nachfolgende Schwangerschaften auszuschließen. Dabei haben wir nicht berücksichtigt, daß ein lebensnotwendiges Nachbarorgan, das Rete ovarii, mit zerstört wurde, das die exkretorischen Funktionen des Eierstocks regelt.

Zusammenfassend darf festgestellt werden, daß wir es unseren Frauen heute nicht mehr zumuten können, zusätzlich ihr Leben dadurch zu verändern, daß wir ihr spezifisches Endokrinium, d. h. die ovarielle Funktion, negativ beeinflussen, wenn wir lediglich eine

Barriere zwischen den aufsteigenden Spermien und dem absteigenden Ei schaffen wollen.

Es mag nur den speziell mit dem Endokrinium der Frau Befaßten interessieren, daß 2/3 der Blutversorgung für den Eierstock aus dem R. ascendens der A. uterina kommen und nur 1/3 aus der A. ovarica und daß der aus dem R. ascendens abzweigende R. tubarius tubae bei der Hochfrequenzkoagulation sowohl mono- als auch bipolar grundsätzlich mit zerstört wird.

Alle diese Erfahrungen haben wir bei der Koagulation des Eileiters zur Eileitersterilisation gewonnen und daraus die Erkenntnis abgeleitet, daß diese Art der Erzeugung destruktiver Wärme für die Blutgerinnung im geschlossenen Abdomen in keinem Fall auch außerhalb dieser isolierten und meist teilweise sehr gut von den übrigen Organen abzugrenzenden Gewebe möglich ist.

Verlassen wir das kleine Becken und gehen wir kranialwärts in den Bereich des Intestinums, so ist dort die Hochfrequenzstromtechnik absolut unbrauchbar, will man nicht in vermehrtem Maße als bisher hier unbewußt Darmwandnekrosen erzeugen, die sich teilweise erst nach 12–14 Tagen klinisch äußern und dann oft nicht mehr reversibel sind, d. h. mit dem Tod der Patientin enden.

Aufgrund experimenteller Arbeiten an Hasen (Riedel et al. 1982) konnte nachgewiesen werden, daß der Hochfrequenzstrom infolge destruktiver Zerstörung des Eiweißes nicht nur unmittelbar Schäden durch die Zerstörung des peripheren Gewebes erzeugt. Durch überschießende Denaturierung der Proteine über die Exsikkation hinaus führen solche „Koagulationen" zu postoperativen Verwachsungen. Während bei der Erhitzung von Eiweiß bis zu 100 °C die Proteine nur koagulieren, verwandeln sie sich ab 140 °C – wie schon die Zunft der Leimsieder festgestellt hatte – zu Klebstoff und darüber hinaus zu Nekrosematerial, das durch Sequestrierung später zu offenen Wunden führt, aus denen Fibrozyten, Histioblasten und Fibrien auswandern, die mit anliegendem gesunden Peritoneum massive Verwachsungen ergeben.

Fassen wir diese negativen Resultate der Hochfrequenzstromanwendung zur Blutstillung zusammen, so finden wir heute, da eine empfehlenswerte Anleitung für die endoskopische Abdominalchirurgie in Buchform vorliegt, unsere Entscheidung von 1973 bestätigt, den Hochfrequenzstrom gänzlich aus unseren Arbeiten für die weitere Entwicklung endoskopischer Operationsverfahren im Abdominalraum herauszunehmen.

Die Erzeugung von Nutzung destruktiver Wärme zur Hämostase in physiologisch vertretbarer Größenordnung

Wie in Abbildung 5 schon gezeigt, kann im jetzigen Zeitalter der fortgeschrittenen und computerisierten Technik nur noch ein Weg zur Blutgerinnung über destruktive Wärme empfohlen werden, der die optimale Gerinnungstemperatur von Eiweißmolekülen ± weniger Grade Celsius elektronisch überwacht. Die von uns entwickelte Technik der Endokoagulation (Abb. 15) nutzt moderne Technik zur Temperaturregelung mittels Mikrotemperatursensoren und wird der Forderung gerecht, daß der elektrische Strom nicht mehr mit dem menschlichen Körper in Verbindung tritt. Ausschließlich das z. B. mit der Krokodilklemme gefaßte Gewebe (Abb. 16) wird auf maximal 100 °C erwärmt. Die Proteine koagulieren, was – wie wir experimentell beweisen konnten – zu einer optimalen Hämostase führt. Mit Hilfe eines von uns entwickelten Monitors (Abb. 17) werden die entsprechenden

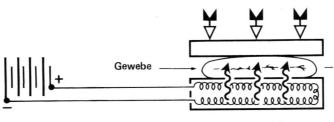

Abb. 15. Schematische Darstellung der Eileiterkoagulation unter Anwendung des Endokoagulationsverfahrens. Das menschliche Gewebe kommt mit dem elektrischen Strom nicht in Verbindung, es wird lediglich über Konvektion und Konduktion erwärmt

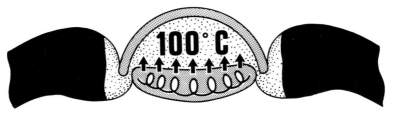

Abb. 16. Schematische Darstellung der Eiweißgerinnung zur Herstellung absoluter Hämostase bei 100 °C ohne nachfolgende Sequestrierung

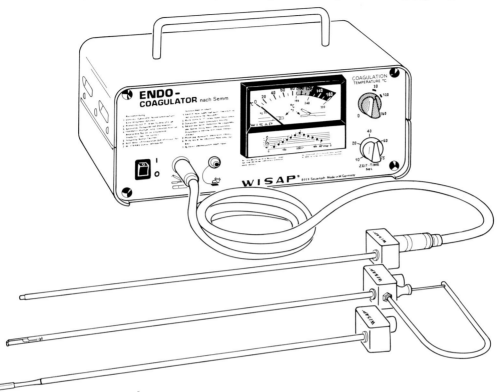

Abb. 17. Endokoagulator nach Semm mit Punktkoagulator, Krokodilklemme und Myomenukleationsmesser zur kontrollierten Koagulation von Eiweiß, d. h. zur optimalen Hämostase ohne Kontakt des elektrischen Stromes mit dem menschlichen Körper

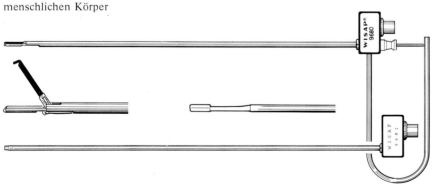

Abb. 18. Gegenüber dem menschlichen Gewebe elektrisch voll stromisolierte Instrumente zur Eileiterkoagulation und für die endoskopische Abdominalchirurgie: Krokodilklemme, Myomenukleator und Punktkoagulator

Koagulationsinstrumente, z. B. die Krokodilklemme, Myomenukleator und Punktkoagulator (Abb. 18) auf ± 1 °C erwärmt. Nur im unmittelbaren Kontakt mit dem Gewebe entsteht über Konvektion und Wärmestrahlung die Eiweißgerinnung.

Mit dieser Technik ist es nicht nur möglich, Eileiter zu unterbinden (Abb. 19), nachdem sie zur Blutgerinnung auf wenige Millimeter denaturiert und anschließend scharf durchtrennt sind (Abb. 20), sondern – was für den per laparotomiam chirurgisch Tätigen völlig unvorstellbar ist – auch intramurale Myome (Abb. 21) fast blutfrei zu enukleieren. Die entstandene Wunde am Fundus corporis uteri wird durch Endonähte mit extrakorporaler Knotung wieder geschlossen und bot in den Fällen, die wir bislang nachuntersuchten, einen völlig verwachsungsfreien Situs. Auch dies ist von gleichartigen Operationen per laparotomiam fast ungewohnt. Die Ursache dafür ist darin zu suchen, daß das bei 100 °C koagulierte Gewebe wie eine Art Wundverband als biologisch tote Folie das gesunde, im angelagerte Darmperitoneum selbst nicht kontaktieren kann, aber in dieses hinein von der Seite her der völlige Neuersatz von Serosa erfolgt. Es ist nicht die Aufgabe dieses Beitrags, die biologischen Vorgänge weiter auszuführen.

So optimal es einerseits ist, in der Chirurgie an der Oberfläche des Körpers oder nach Eröffnung des Abdomens – wo dieses physikalisch gleichzeitig als Oberfläche des Körpers anzusehen ist – den Hochfrequenzstrom unter den jetzt technisch modernen Bedingungen der völlig erdungsfreien Zuführungen zu Koagulationszwecken zu benutzen, so ist es andererseits völlig unvertretbar, diesen Oberflächenstrom im geschlossenen Abdomen zum gleichen Zweck anzuwenden.

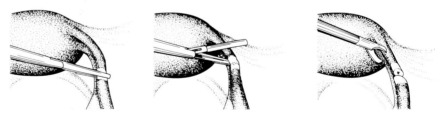

Abb. 19. Schematische Darstellung der Eileitersterilisation nach dem Endokoagulationsverfahren. Der Eileiter wird ausschließlich zu Hämostasezwecken koaguliert (ohne Beeinträchtigung der Mesosalpinx!), d. h. nicht „verschweißt", und anschließend mit der Hakenschere blutungsfrei scharf durchtrennt. Der Verschluß des Eileiterlumens durch Peritonisierung des Stumpfes erfolgt durch Einwachsen von Histio- und Fibrozyten in das koagulierte und nicht sequestrierte Gewebe. Sequestrierung von überhitztem Eiweiß (> 140 °C) führt zur Fistelbildung (= Schwangerschaft)

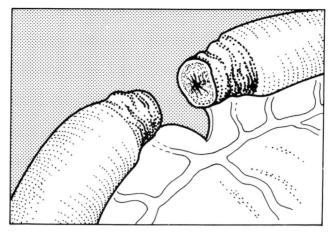

Abb. 20. Schematische Darstellung des Erhaltens des Gefäßlumens in der Mesosalpinx bei Endokoagulation der Tube mit nachfolgender scharfer Durchtrennung per Scherenschlag

Für die Nutzung eines Endokoagulationsverfahrens, bei dem der gleiche Effekt erzielt wird wie bei der Hochfrequenzkoagulation, jedoch ohne daß der menschliche Körper mit dem elektrischen Strom in Kontakt tritt, ist heute medizinisch ein neues Verfahren entwickelt. Dieses ersetzt den Hochfrequenzstrom völlig. Daher ist es nicht mehr vertretbar, daß der Hochfrequenzstrom zur Anwendung gelangt.

Die Aberrationsströme liegen außerhalb des Kontrollbereichs eines gewissenhaft arbeitenden Operateurs.

Ich möchte meine Kollegen dazu stimulieren, die physikalischen Daten, die mir zu diesem Beitrag die Berechtigung gaben, zu akzeptieren und in meinem Sinne weiterhin Verfahren und Methoden zu entwickeln, die unter Umgehung der Patientengefährdung durch den Hochfrequenzstrom der Blutstillung dienen, die wir bei der chirurgischen Endoskopie benötigen. Wir wissen heute, daß die Blutstillung optimal bei 100 °C einsetzt. Ausschließlich diese Temperatur ist dazu nötig. Die klassischen Definitionen von Wattleistung, Volt oder Ampère sind infolge einer nicht definierten Stromleitung im menschlichen Gewebe nicht mit Wärmegraden in Bezug zu setzen. Die erforderlichen 100 °C dürfen keinesfalls dadurch hergestellt werden, daß menschliches Gewebe als Leitungswiderstand ähnlich eines Widerstandsdrahts in einer Kochplatte dient. Ich glaube, daß in einem Zeitalter, in dem wir technisch mit Mikrochips arbeiten, diese Forderung im Hinblick auf die Gesundheit der uns anvertrauten Patienten nicht

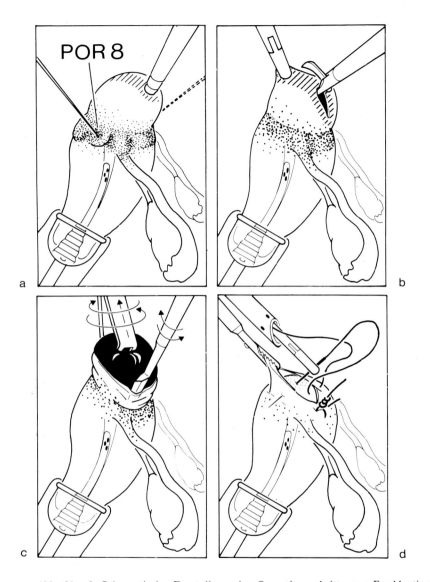

Abb. 21a–d. Schematische Darstellung der Operationsschritte zur Enukleation eines intramuralen Myomknotens aus der Gebärmutter. **a** Nach Injektion von Vasopressin (z. B. POR 8) herstellen eines Endokoagulationsbands mit dem Punktkoagulator zur blutungsfreien Spaltung der Myomkapsel, **b** nahezu blutungsfreies Enukleiren des Myoms mit dem Myomenuklator, **c, d** Verschluß der Uteruswunde durch Endonähte mit extrakorporaler Knotung

unbillig ist und uns dazu aufruft, von einer zugegebenermaßen praktischen, zur Wärmebildung in tierischem Gewebe viele Jahrzehnte geübten Methode Abstand zu nehmen.

Literatur

Boesch P F (1936) Laparoskopie. Schweiz Z Krankenh- u. Anstaltswesen 6; 62
Brackebusch H-D, Semm K (1976) Les principles biophysiques de l'utilisation diagnostique et thérapeutique du courrent électique en endoscopie.
(Die biophysikalischen Prinzipien bei der diagnostischen und therapeutischen Anwendung des elektrischen Stromes in der Endoskopie)
Acta Endoskop Radiocinematographica 6:41–54
Kocks J (1978) Eine neue Methode der Sterilisation der Frau. Zentralbl Gynäkol 2; 617
Larbig, J und Göltner E: Measurement of temperature in laparoscopic tubal sterilisation. Endoscopy 6 (1974), 233–236
Palmer R (1946) La coelioscopie gynécologique. Rapport du Prof. Mocquot. Acad de Chir 72; 363–368
Palmer R, Dourlen-Rollier AM, Audebert A, Geraud R (1981) La stérilisation Volontaire en France et dans de monde. Masson, Paris
Riedel H-H, Müller L, Mosler J, Semm K (1982) Devitalisierung und Hämostase durch destruktive Wärme – Ergebnisse enzymhistochemischer und histologischer Untersuchungen an Eileiterpräparaten nach Gewebskoagulation und Endokoagulation oder Hochfrequenzstrom. Zentralbl Gynäkol 104:489–501
Semm K (1976) Pelviskopie und Hysteroskopie – Farbatlas und Lehrbuch. Schattauer, Stuttgart
Semm K (1977) Endocoagulation: a new and completely safe medical current for sterilization. Int J Fertil 22:238–242
Semm K (1983) Physical and biological considerations militating against the use of endoscopically applied high-frequency current in the abdomen. Endoscopy 15:283–288
Semm K (1984) Operationslehre für endoskopische Abdominal-Chirurgie – operative Pelviskopie – operative Laparoskopie. Schattauer, Stuttgart
Werner R (1934) Sterilisierung der Frau durch Tubenverkochung. Chirurg 6:843–845

Angepaßte Hochfrequenzleistungszufuhr – vorprogrammiert oder computergesteuert

P. Neumann

Kurze Grundlagen der Hochfrequenzchirurgie

Mit Hilfe von elektromagnetischen Schwingungen hoher Frequenz läßt sich im lebenden Gewebe thermische Energie zu verschiedenen Zwecken erzeugen. Je nach Anwendungsbereich wählt man spezielle Frequenzen und Amplituden der Hochfrequenzschwingung aus. In der Hochfrequenzchirurgie werden elektromagnetische Schwingungen im Frequenzbereich von ca. 500 kHz und HF-Leistungen bis 500 W verwendet.

Wesentliche Parameter der Umwandlung der HF-Energie in thermische Energie im lebenden Gewebe sind folgende:

1) Legt man eine Hochfrequenzwechselspannung an lebendes Gewebe an, so fließt durch das Gewebe ein Hochfrequenzstrom, dessen Größe von dem *elektrischen Widerstand* des Gewebes abhängt. Dieser Widerstand verhält sich im Bereich von 500 kHz wie die elektrische Impedanz einer verlustbehafteten Kapazität (Abb. 1). Diese spezifische elektrische Impedanz des lebenden Gewebes ist auf komplizierte Weise stark temperaturabhängig und weiterhin abhängig von der bereits applizierten Wärmeenergie (Abb. 2).
2) Die *Wärmeleitfähigkeit* und die *Wärmekapazität* des lebenden Gewebes sind ebenfalls stark temperaturabhängig und auch abhängig von der bereits applizierten Wärmemenge. Die Temperatur- und Wärmeabhängigkeit der Wärmeleitfähigkeit und der spezifischen Wärme von lebenden Gewebe ist weitgehend unbekannt.
3) Die im Gewebe freigesetzte Wärmemenge ist proportional dem Quadrat der *Hochfrequenzstromdichte*. Das bedeutet, daß an Orten, wo eine mäßig hohe HF-Stromdichte auftritt, eine relativ große Wärmemenge freigesetzt wird (Abb. 3).

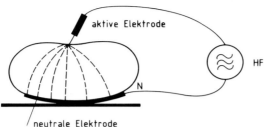

Abb. 1. Energieverteilung beim Anlegen einer HF-Wechselspannung an lebendes Gewebe

Übliche Steuer- und Regelverfahren in der HF-Chirurgie

1) Mit Hilfe der modernen Schaltungstechnologie wird durch die sog. *Stromsteuerung* die Größe des HF-Stromes konstant gehalten. Allerdings kann dann durch Vergrößerung des elektrischen Widerstands die HF-Spannung unzulässig hohe Werte annehmen (Abb. 4).
2) Durch eine Modifikation der Stromsteuerung, bei der zusätzlich eine *Spannungsbegrenzung* eingesetzt wird, erreicht man zwar eine größere Patientensicherheit des Geräts, man begrenzt aber die zu applizierende HF-Energie.
3) Im Gegensatz zur monopolaren HF-Chirurgie bietet die *bipolare HF-Chirurgie* eine wesentlich höhere Patientensicherheit. Leider läßt sich diese Technik nur für relativ kleine Gewebevolumina einsetzen.
4) *Schutzgas, Flüssigkeitselektrode, gekühlte* bzw. *oberflächenvergütete* Elektroden bringen zwar Verbesserungen in der Nähe der aktiven Elektrode, es bleiben aber noch viele schwierige Probleme.
5) *Überwachung* der neutralen Elektrode und *Zeitsteuerung* bzw. *Modulation* der HF-Energie bringen eine Verbesserung der Sicherheit sowie eine verbesserte Anpassung an die verschiedenen Operationstechniken.

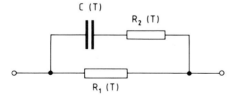

Abb. 2. Ersatzschaltbild der Impedanz des lebenden Gewebes bei ca. 500 kHz

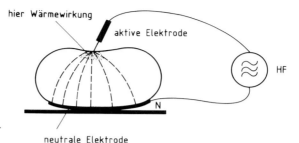

Abb. 3. Abhängigkeit der im Gewebe freigesetzten Wärmemenge von der HF-Stromdichte

Nebenwirkungen

Trotz aller vorgenannten Maßnahmen treten immer wieder äußerst unerwünschte Nebenwirkungen auf. Es sind dies:

1) Die Temperaturen und Wärmemenge im Operationsgebiet sind nicht angepaßt.
2) Das Auftreten von *Hotspots* an Stellen des menschlichen Körpers, die weit vom Operationsgebiet entfernt sein können und daher zu erheblichen Komplikationen führen können.
3) Die Entstehung der immer wieder auftretenden *Muskelzuckungen* ist noch nicht geklärt.
4) Es kann eine sog. *Faradayisierung* der Nerven durch Gleichrichtung in HF-Funken vorkommen.
5) Unter gewissen Umständen können sich *Gase* in Körperhöhlen *entzünden*.

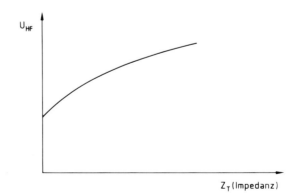

Abb. 4. Stromsteuerung der HF-Energie

Behebung der Nebenwirkungen

Lassen sich die Nebenwirkungen durch geeignete Steuerungsmaßnahmen beheben? Hierzu muß man die Wirkung der Hochfrequenzenergie auf das lebende Gewebe näher betrachten.

1) *Applikation von nicht angepaßten Temperaturen und Wärmemengen.* Bei den meisten HF-Chirurgiegeräten wird weder die jeweilige Gewebetemperatur, noch die in das Gewebe abgegebene Wärmemenge gemessen. Obwohl allgemein bekannt sein dürfte, daß das menschliche Auge keine Rezeptoren für Temperaturverteilungen oder Energieverteilungen besitzt, wird trotzdem immer dieses Organ zur Temperatur- und Energiemessung benutzt. Statt den wichtigsten Parameter des Energietransfers, die *Temperatur,* exakt zu messen, verläßt sich der Operateur auf den bloßen Augenschein. Das menschliche Auge ist aber ungeeignet zur Temperatur- und Wärmemengenmessung. Dieses Meßverfahren darf getrost als unexakt und dem Stand der Wissenschaft und Technik als nicht entsprechend bezeichnet werden! Es ist daher auch nicht verwunderlich, daß in vielen Fällen übertherapiert, in einigen Fällen bedauerlicherweise untertherapiert wird. Hier läßt sich durch entsprechend eingesetzte Meßtechnik und darauf spontan reagierende Energiesteuerung eine wesentliche Verbesserung erzielen.

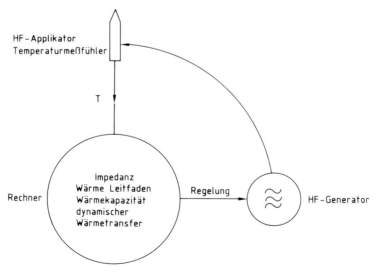

Abb. 5. Mit Hilfe der gemessenen Temperatur werden verschiedene Größen der Energieabgabe in das lebende Gewebe errechnet

Der wichtigste Meßwert für die Beurteilung des HF-Energietransfers in das lebende Gewebe ist die *Temperatur*. Allerdings muß die Temperaturmessung in sehr kurzer Zeit erfolgen (ms).

Mit Hilfe der gemessenen Temperatur müssen nun verschiedene Größen der Energieabgabe in das lebende Gewebe errechnet werden (Abb. 5):

- die temperatur- und energieabhängige elektrische Impedanz des Gewebes im Operationsgebiet bzw. im Bereich zwischen ativer Elektrode und neutraler Elektrode,
- die temperatur- und energieabhängige Wärmeleitfähigkeit des Gewebes im Operationsgebiet,
- eine Korrektur der obigen Werte, wobei die Wärmeableitung durch den Blutkreislauf im OP-Gebiet berücksichtigt werden kann.

Die so auf möglichst schnelle Art und Weise berechneten Werte müssen dann zur Steuerung der HF-Energie verwendet werden.

Wegen der relativ komplizierten Temperaturabhängigkeit der vorher erwähnten Energieübertragungsparameter kann die Steuerung der HF-Energie *nicht* durch eine vorprogrammierte Regelung erfolgen.

Hier muß eine schnelle Computersteuerung eingesetzt werden, um eine halbwegs angepaßte HF-Leistungszufuhr in das lebende Gewebe zu erreichen. Auch mit Hilfe der Rechnersteuerung wird man nur in kleinen Operationsgebieten (einige Kubikzentimeter) bei Anwendung der *bipolaren HF-Technik* gute Resultate durch angepaßte Leistungszufuhr erreichen können.

Bei der monopolaren HF-Technik bringt die Temperaturmessung und die Berechnung der elektrischen Impedanz des Gewebes zwischen aktiver und neutraler Elektrode keine ausreichende Information über den räumlichen Verlauf der Energieumwandlung in Wärme.

2) *Auftreten von Hotspots.* Hauptsächlich bei Anwendung der monopolaren HF-Technik treten immer wieder sog. Hotspots an scheinbar beliebigen Stellen im menschlichen Körper auf.

Es kann z. B. bei der HF-Therapie an parenchymreichen Organen (z. B. Leber) vorkommen, daß der HF-Strom nicht den geometrisch kürzesten Weg zwischen aktiver und neutraler Elektrode nimmt, sondern er sucht sich einen oft längeren Weg mit der geringsten elektrischen Impedanz (Abb. 6).

Hierbei können verschiedene, mit dem Operationsgebiet anscheinend nicht zusammenhängende Gewebebereiche (z. B. Darmwand) mit einer relativ hohen HF-Stromdichte belastet werden und dadurch schnell bis über 56 °C erwärmt und somit biologisch abgetötet werden (Abb. 7).

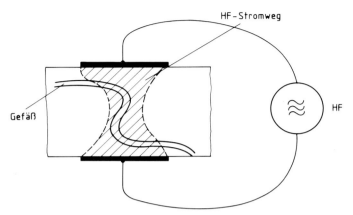

Abb. 6. HF-Stromweg. (Erläuterungen s. Text)

Allgemein findet man, daß die Organe im Körperstamm meist aus elektrisch gut leitfähigem Gewebe bestehen. Sie sind aber oft in schlechter leitenden Schichten eingebettet. Die HF-Stromzufuhr wird daher hauptsächlich über die elektrisch gut leitende Gefäßversorgung und die Nervenbahnen erfolgen. An diesen Geweben und auch an anderen, in deren Nähe befindlichen Geweben kann während der HF-Anwendung eine zunächst nicht erkennbare Überhitzung (Hotspots) an unerwarteten Stellen auftreten.

Dieser sehr unerwünschte Effekt läßt sich nur durch Anwendung

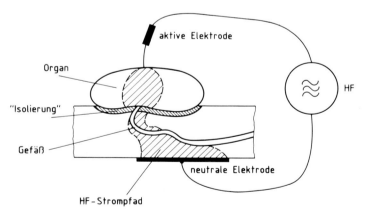

Abb. 7. Stromweg zwischen aktiver und neutraler Elektrode. Dabei können auch mit dem Operationsgebiet nicht zusammenhängende Gewebebereiche mit einer relativ hohen HF-Stromdichte belastet werden

der bipolaren HF-Technik in den Griff bekommen. Vor allem bei Arbeiten in Körperhöhlen darf die Monopolartechnik nicht eingesetzt werden.

Bei der bipolaren HF-Technik liegen wegen des oft geringen Abstands der Elektroden und dem gering zu behandelnden Gewebevolumen die Verhältnisse viel günstiger.

Trotzdem kann die Stromdichteverteilung und damit die Wärmeabgabe im Behandlungsgebiet stark inhomogen sein. Dadurch könnte der beabsichtigte Therapieeffekt nicht voll erreicht werden (s. Abb. 6).

3) *Muskelzuckungen.* Bei der Anwendung von Hochfrequenzenergie am Menschen treten ab und zu Muskelzuckungen auf. Die Ursache dafür ist noch nicht geklärt. Diese Muskelreize können nicht durch thermische Effekte verursacht werden, da bei Anwendung von Thermokautern keine Muskelzuckungen beobachtet worden sind.

4) *Faradayisierung.* Eine manchmal auftretende Faradayisierung der Nerven, die durch eine elektrische Gleichrichtung des HF-Stroms in HF-Funken und im Gewebe entsteht, kann durch geeignete Filterung des HF-Stroms stark unterdrückt werden.

5) *Entzündung von Faulgasen.* Eine Entzündung von Faulgasen in Körperhöhlen läßt sich durch gute Sicherheitsvorkehrungen – Verhinderung der Funkenbildung und Verkohlung von Gewebe – und Anwendung der bipolaren HF-Technik verhindern.

Schlußfolgerung

Wie man sieht, können aufwendige Steuerungsverfahren zur Energieanpassung an das lebende Gewebe sicherlich einen wesentlichen Beitrag zur Patientensicherheit bringen. Der größte Schritt in Richtung Leistungsanpassung und Patientensicherheit ist aber die Hinwendung zur bipolaren HF-Technik.

Die monopolare HF-Technik sollte unbedingt aus dem Operationsbereich verbannt werden. Hochfrequenzenergie in dieser Art ist hervorragend geeignet zum Erhitzen von Speisen, zum Schmelzen von Metallen und zu anderen Aufgaben zur berührungslosen Erwärmung von Materie.

Im Operationsbereich steht einem relativ geringen Nutzen (Blutstillung, blutfreies Schneiden usw.) ein sehr großer potentieller Schaden des Patienten gegenüber (Abb. 8).

Man kann wohl dem Operateur den Vorwurf nicht ersparen, seinen Patienten aus Bequemlichkeit als „Hochfrequenzheizdraht" zu verwenden.

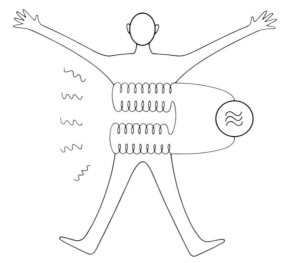

Abb. 8. Der Patient als „Hochfrequenzheizkörper"

Es gibt heute neben der bipolaren HF-Technik (HF-Chirurgie nur mit Bipolartechnik!) wesentlich schonendere, effektivere und weitaus sicherere Verfahren zur Blutstillung, zum blutungsfreien Schneiden und zur Gewebekoagulation bzw. Denaturierung. Als Beispiel möchte ich ausführen:

Thermokoagulation, Kryochirurgie und Laserchirurgie. Diese Verfahren haben alle ihre spezifischen Problembereiche, bieten aber für den Patienten eine wesentlich größere Sicherheit.

Die HF-Chirurgie sollte sich nur noch der bipolaren HF-Technik bedienen. Kein Mensch sollte, wenn es nicht unbedingt notwendig ist, als „Stromleiter" oder als zu erhitzendes „Material" verwendet werden.

Der behandelnde Arzt ist aufgerufen, das für seine Patienten sicherste Therapieverfahren auszuwählen, und die Industrie sollte ihn dabei unterstützen.

Literatur

Bernhardt J (1979) Biologische Wirkungen elektromagnetischer Felder. Z Naturforschung 34c:616–627
Dänzer H (1934) Über das Verhalten biologischer Körper im Hochfrequenzfeld. Ann Physik 20/5:464–480
Gildmann L, Rockwell RJ (1971) Laser in medicine. Gordon Breach, New York
Gulecke N (1933) Das doppelpolige elektrische Schneiden. Chirurg 18:689–692
Johnson CC, Guy AW (1972) Nonionizing electromagnetic wave effects in biological materials and systems. Pro IEEE 60:692–718

Madersbacher H, Marberger H (1972) Probleme der Hochfrequenz-Chirurgie bei transurethralen Eingriffen. Electromedica 5:145–149

Messerschmidt O, Olbert F (1980) Nichtionisierende Strahlung: Anwendung, Wirkungen, Schutzmaßnahmen. Strahlenschutz in Forschung und Praxis, Bd 20. Thieme, Stuttgart, 1–64

Michaelson SM (1972) Human exposure to nonionizing radiant energy-potential hazards and safety standards. Proc IEEE 60:389–421

Oßwald K (1937) Messung der Leitfähigkeit und Dielektrizitätkonstante biologischer Gewebe und Flüssigkeiten bei kurzen Wellen. Hochfrequenztech Elektroakustik 49:40–49

Pätzold J (1943) Hochfrequenztechnik in der Medizin. Akademische Verlagsgesellschaft, Leipzig

Rajewsky B, Osken H, Schäfer H (1937) Hochfrequenzleitfähigkeit biologischer Gewebe im Wellenlängenbereich von 3 bis 1400 Meter. Naturwissenschaften 25/2:24–25

Reidenbach H-D (1983) Hochfrequenz und Lasertechnik in der Medizin. Springer, Berlin Heidelberg New York

Schwan HP (1963) Electric characteristics of tissues. Biophysik 3:198–208

Schwan HP (1971) Interaction of micro wave and radiofrequency with biological systems. IEEE Trans. Microwave Theory Tech 19:146–152

Schwan HP, Sheppard RJ, Grant EH (1976) Complex permittivity of water. J Chem Phys 64:2257–2258

Seemen HV (1932) Allgemeine und spezielle Elektrochirurgie. Springer, Berlin

Stuchley MA (1979) Interaction of radiofrequency and microwave radiation with living systems. Rad Environment Biophys 16:1–14

Zimmermann U, Pilwat G, Riemann R (1974) Dielectric breakdown of cell membranes. Biophys J 14:881–889

Besondere Aspekte von Diathermieanwendungen beim Schrittmacherpatienten

R. THULL UND M. SCHALDACH

Die seit 25 Jahren zur Behandlung bradykarder Rhythmusstörungen eingesetzte Elektrostimulation des Herzens stellt eine technisch weitgehend ausgereifte Therapieform dar. Dennoch ergibt sich mit der Einführung jeder neuen Schrittmachergeneration erneut die Frage nach Komplikationen. Hierzu gehört die Beeinflußbarkeit der Impulsabgabe durch elektromagnetische Felder und andere, nicht aus dem Herzen abgeleitete elektrische Signale.

Gegenwärtig implantierte Geräte sind Bedarfsschrittmacher, die den Stimulationsimpuls nur dann an das Herz abgeben, wenn spontane Eigenaktionen innerhalb eines vorgegebenen Zeitintervalls nicht auftreten. Die Steuerung erfolgt, abhängig von der Funktion des Schrittmachers, durch intrakardial abgeleitete P-Wellen oder R-Zakken. Implantiert werden überwiegend R-Zacken-inhibierte Einkammerschrittmacher sowie P-Wellen und R-Zacken gesteuerte Zweikammerschrittmacher. Während erstere sowohl mit festen als auch mit postoperativ programmierbaren Stimulations- und Steuerparametern zur Verfügung stehen, sind letztere nahezu ausschließlich programmierbar. Dies gilt auch für die Funktion, d. h. die logische Verknüpfung von intrakardial abgeleitetem Steuersignal und Abgabe des Stimulationsimpulses.

Im Idealfall erkennt die Steuerelektronik des Schrittmachers alle im Herzen auftretenden elektrischen Signale und weist andere als Störsignale zurück, unabhängig davon, ob es Biosignale oder durch äußere elektromagnetische Felder induzierte Spannungen sind. Diesem Ideal entsprechen die zur Verfügung stehenden Systeme weitgehend; eine umfassendere Aussage ist nicht möglich, da sich weder die Störquellen in ihrer effektiven Wirksamkeit noch die individuelle Empfindlichkeit der einzelnen Schrittmacher beurteilen lassen. Generell sind die Beeinflussungen gering; eine irreversible Funktionsstörung des Schrittmachers tritt nicht auf.

Externe elektrische Felder

Elektromagnetische und magnetische Felder können zur Abschätzung der Gefährlichkeit für den Patienten in 2 Gruppen unterteilt werden. In die 1., die bedeutungsvollere, sind solche Felder einzuordnen, denen sich der Patient durch eigenes Handeln nicht entziehen kann. Für frühere Schrittmachergenerationen galt dies für extrem starke Sendeanlagen mit intermittierender Signalausstrahlung, etwa Radaranlagen von Frühwarnsystemen, sowie einigen Versuchs- und Meßeinrichtungen der Kernphysik. Letztere sind auch für neueste Schrittmacher zu berücksichtigen, wenngleich die Mehrheit der Patienten nicht mit diesen, sondern mit elektromedizinischen Diagnose- und Therapiegeräten, wie NMR-Anlagen und HF-Chirurgiegeräten, oder im Berufsleben mit Induktionsöfen und einigen Werkzeugmaschinen, etwa Buckelschweißmaschinen großer Leistungsaufnahme, in Kontakt kommt.

Die 2. Gruppe von Störquellen, die sich durch den Patienten beeinflussen lassen, schließt elektrische Handschweißgeräte und KFZ-Zündanlagen bei laufendem Motor sowie defekte elektrische Geräte ein, wenn diese berührt werden.

Sicherheitsvorrichtungen im Schrittmacher

Elektromagnetische und magnetische Felder werden in den Schrittmacher über die der Steuerung dienenden, für die Wahrnehmung intrakardialer Signale vorgesehenen Kanäle eingekoppelt. Dies sind die Elektrode, der Steuerungsverstärker und der magnetisch beeinflußbare Reedschalter zum Umschalten des Geräts von der gesteuerten auf die festfrequente Funktion.

Zur Vermeidung von Beeinflussungen der Impulsabgabe weisen künstliche Stimulationssysteme mehrere voneinander unabhängige Sicherheitseinrichtungen auf.

1) Schrittmacher sind zur Abschirmung elektromagnetischer Felder, nach Art eines Faradaykäfigs, metallisch gekapselt. Das im idealen Fall diamagnetische Metall verhindert sowohl die magnetische Abschirmung des Reedschalters als auch die Magnetisierung des Gehäuses und damit die Schaffung eines Sekundärmagneten durch Remanenz. Die im Einsatz befindlichen Reedkontakte ziehen etwa bei magnetischen Feldstärken von mehr als 10 Oe an. Dies entspricht einer Induktionsfelddichte von 10 Gauss.

2) Der Eingang des Schrittmachers wird nach vorliegenden Normempfehlungen durch 2 hintereinander geschaltete Zenerdioden ge-

schützt, die zwischen differenter und indifferenter Elektrode liegen. Damit erreichen keine Signale den Eingang, deren Amplituden höher als die Zenerspannung sind; bei Geräten mit programmierbaren hohen Impulsamplituden liegen diese Werte höher als bei solchen mit Standardimpulsen. Typisch sind Werte zwischen 8–12 V. Die Maßnahme schützt die elektronische Schaltung, z. B. bei der Defibrillatoranwendung und beim Einsatz von HF-Chirurgiegeräten.

3) Die schmalbandige Signalfilterung begrenzt die Empfindlichkeit des Steuerungsverstärkers auf den Frequenzbereich der höchsten spektralen Dichte des Nutzsignals, d. h. für das intrakardiale Vorhofsignal auf den Bereich um 70 Hz, für das intrakardiale Kammersignal auf den von 30 Hz. Nach der erwähnten Normempfehlung müssen Störsignale vom Schrittmacher ignoriert werden, wenn diese im Bereich zwischen 16–700 Hz Amplitudenwerte von 1 mV (Vorhof-) und 2 mV (Kammersteuerungsverstärker) nicht überschreiten. Der Grenzwert steigt im Bereich zwischen 700 Hz–16000 Hz nach einem logarithmischen Gesetz auf 100 mV an und behält diesen Wert für die darüberliegenden Frequenzen (Abb. 1).

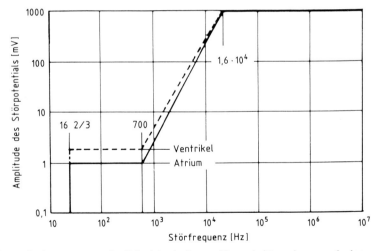

Abb. 1. Mindestanforderungen an die Störsicherheit von Herzschrittmachern nach der Normempfehlung VDE 0750, Teil 9. Spannungsamplituden am Schrittmachereingang, die unterhalb der *gestrichelten* (Ventrikel) oder der *durchgezogenen Kurve* (Atrium) liegen, dürfen die Schrittmacherfunktion nicht beeinflussen

4) Eine auf die Erkennung von Störungen ausgerichtete Schutzschaltung verhindert die Inhibition von Bedarfsschrittmachern, wenn elektrische Signale in genügend kurzen Intervallen regelmäßig aufeinanderfolgen. Als Techniken sind die Diskriminierung durch Zeitfenster sowie die automatische Verlängerung der Refraktärzeit eingesetzt. Signale, die innerhalb der nach einer Eigenaktion oder Impulsabgabe gestarteten Refraktärzeit einfallen, werden vom Steuerungsverstärker nicht erkannt.

Interpretiert der Schrittmacher dennoch Störsignale als Herzaktion, schaltet das Gerät, abhängig von der Periodizität, entweder auf die festfrequente Sicherheitsfrequenz um, oder es werden sporadisch, im ungünstigsten Fall über längere Zeit, notwendige Impulse unterdrückt.

Für den Fall, daß externe Magnetfelder den Reedkontakt aktivieren, erfolgt die Impulsabgabe, wie bei der beabsichtigten Magnetumschaltung zur Überprüfung des Batteriezustands, festfrequent.

Schrittmacherbeeinflussung durch HF-Chirurgiegeräte

Die Gefahr der Schrittmacherbeeinflussung durch Geräte am Arbeitsplatz, im Haushalt oder durch Energie- und Sendeanlagen ist gering. Größere Wirkung auf die Schrittmachersteuerung haben Muskelaktionspotentiale (Ohm et al. 1974; Anderson et al. 1976; Barold et al. 1977) sowie externe Felder, die bei der Anwendung diagnostischer und therapeutischer Geräte entstehen (Abb. 2) (Schlegel et al. 1981; Gebhardt u. Irnich 1979; Irnich 1984). Die Effektivität hängt von der Art der Störspannungseinkopplung, der Signalfrequenz sowie der -intensität ab (s. Übersicht).

Störquelle
Frequenz,
Leistung,
Richtung,

Schrittmacher:
Eingangsimpedanz,
Schutzvorrichtungen,

Übertragungsmedium:
Abstand (Quelle/SM),
Implantationstiefe,
Deckgewebe.

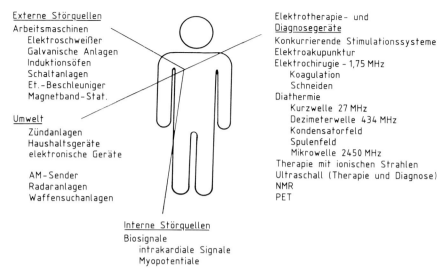

Abb. 2. Beispiele von Störquellen. Für neuere Schrittmacher gehen wesentliche Beeinflussungen nur von Elektrotherapie- und Diagnosegeräten aus

Bei direktem, galvanischem Kontakt zur Störquelle erfolgt die Beeinflussung des Schrittmachers weitgehend unabhängig von der Signalfrequenz und -intensität. Dies gilt, für konkurrierende Stimulationssysteme, die Elektroakupunktur und insbesondere für die HF-Chirurgie, unabhängig davon, ob sie zur Koagulation oder zum Schneiden benutzt wird. Die Beeinflussung des Schrittmachers hängt vom Applikationsort ab und davon, ob die Signalableitung unipolar oder bipolar erfolgt. Die Gefährdung ist um so geringer, je systemferner das Störsignal eingekoppelt wird und je näher die differente und indifferente Elektrode beieinander liegen. Bei bipolarer Einkopplung beschränkt sich das Feld im wesentlichen auf den Bereich der Elektroden.

Die Anwendung HF-chirurgischer Maßnahmen in der Nähe des Implantats führt mit hoher Wahrscheinlichkeit zur Inhibition einzelner Impulse.

Die auch heute noch vorhandenen Unterschiede in den Schrittmacherschaltungen und das Fehlen verbindlicher Standards lassen Vorhersagen über die individuelle Beeinflussung durch diagnostisch oder therapeutisch applizierte elektromagnetische oder magnetische Felder nicht zu. Irreversible Schädigungen des Schrittmachers sind jedoch auszuschließen. Eine Ausnahme dürften hier der galvanische Kontakt

HF-chirurgischer Elektroden mit dem SM-Gehäuse oder der Stimulationselektrode und die Defibrillation bilden, wenn bei letzterer der Schrittmacher zwischen den Elektroden liegt.

Vorsichtsmaßnahmen bei HF-chirurgischen Anwendungen

Ein bewährtes Verfahren, die Gefährdung des Patienten zu minimieren, ist die Ausschaltung der Schrittmachersteuerung durch Auflegen eines Magneten auf das Gerät, wenn die Beobachtung des EKG auf dem Monitor oder das Tasten des Pulses eine Störung der Impulsabgabe erkennen läßt. Unproblematisch ist dieses Verfahren beim schrittmacherabhängigen Patienten, da in diesen Fällen Interferenzen zwischen Stimulationsimpulsen und Eigenaktionen nicht auftreten.

Bei Patienten mit bradykarden Rhythmusstörungen oder intermittierendem AV-Block muß die potentiell mögliche Stimulation in die vulnerable Phase des Herzens mit in die Nutzen-Risiko-Abwägung einbezogen werden. Obwohl eine generelle Gefährdung nicht besteht, sollte das Vorliegen einer abnormen Vulnerabilität, etwa bei einigen koronaren Herzkrankheiten oder Kardiomyopathien, soweit als möglich vor der Behandlung abgeklärt werden. Für die als gefährdet erkannten Patienten sollte die Möglichkeit zur Defibrillation bestehen.

Bei Sinusrhythmus mit Frequenzen über der Grundfrequenz kann auf die Ausschaltung der Schrittmachersteuerung durch Auflegen des Magneten verzichtet werden, wenn die Spontanaktionen des Herzens durch die Beobachtung des EKG oder durch Tasten des peripheren Pulses überwacht werden. Letzterem ist i. allg. der Vorzug zu geben, da häufig auch EKG-Monitore bei der Applikation von HF-Feldern gestört werden. Bei programmierbaren Schrittmachern läßt sich die Priorität des Sinusrhythmus unterstützen, indem ein entsprechend niedriger Frequenzwert eingestellt wird.

Schrittmacherbeeinflussungen durch HF-Diathermie

Diathermieanwendungen im Bereich des Stimulationssystems sind bei Patienten mit Herzschrittmachern unter dem Gesichtspunkt der Nutzen-Risiko-Abwägung kontraindiziert. Abhängig von der Frequenz, Kurzwelle 27 MHz, Ultrakurzwelle 434 MHz oder Mikrowelle 2450 MHz kann das elektromagnetische Feld durch Induktion von Spannungen oder Wirbelströmen (434 MHz Spulenfeld) im metalli-

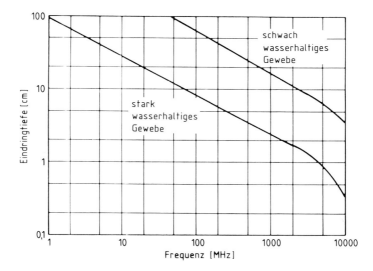

Abb. 3. Eindringtiefe elektromagnetischer Felder in Abhängigkeit von der Frequenz. In der jeweils angegebenen Tiefe beträgt die Amplitude noch 37 % des auf der Hautoberfläche meßbaren Wertes

schen Gehäuse oder in der Elektrode zu lokalen Überhitzungen und damit zur Eiweißkoagulation oder Nekrotisierung des Gewebes führen. Am Stimulationsort ergäbe sich ein Reizschwellenanstieg mit der Gefahr eines Exitblocks. Beeinflussungen der Impulsabgabe durch das kapazitiv oder induktiv eingekoppelte HF-Feld sind nicht zu erwarten. Bei der Applikation von Mikrowellen reduziert bereits die Dämpfung durch das Gewebe, die in der Elektrodenebene effektive Feldstärke (Abb. 3).

Abschließende Bemerkungen

Die therapeutische Anwendung elektromagnetischer HF-Felder stellt die wesentlichste Quelle von Beeinflussungen der Schrittmacherfunktion dar, wenn diese in unmittelbarer Nähe des Stimulationssystems eingesetzt werden. Irreversible Funktionsstörungen können nur beim direkten, galvanischen Kontakt der HF-Elektroden mit Teilen des Stimulationssystems auftreten oder bei Diathermieanwendungen in diesem Gewebebereich. Die Beeinflussung der Impulsabgabe bei HF-chirurgischen Maßnahmen in der Nähe resultiert weniger aus der

Dauerstricheinwirkung als vielmehr aus dem Ein- und Ausschalten des HF-Stromes. Dies gilt insbesondere für solche Geräte, die die in den Normempfehlungen vorgeschlagenen Schutzmaßnahmen aufweisen.

Die Effektivität der Felder nimmt mit dem Abstand vom Stimulationssystem schnell ab und ist bei bipolarer Ableitung des Steuerungssignals geringer als bei unipolarer.

Die Sorgfaltspflicht verpflichtet den Arzt, bei Schrittmacherpatienten das EKG auf einem geeigneten Monitor oder zumindest den Puls zu beobachten, um die Notwendigkeit einer Umschaltung des Geräts mit Hilfe eines Magneten auf die festfrequente Funktion beurteilen zu können. In diesem Fall muß für Patienten mit hypersensitiver Vulnerabilität ein Defibrillator bereitstehen, wobei der Schrittmacher bei der Anwendung nicht zwischen die Elektroden zu liegen kommen darf.

Literatur

Anderson ST, Pitt A, Whitford JA, Davis BB (1976) Interference with function of unipolar pacemaker due to muscle potentials. J Thorac Cardiovasc Surg 71:698

Barold SS, Ong LS, Falkoff MD, Heinle RA (1977) Inhibition of bipolar demand pacemaker by diaphragmatic myopotentials. Circulation 56:579

Gebhardt U, Irnich W (1979) Störbeeinflussung von Herzschrittmachern durch Diathermie, gemessen an verschiedenen Simulationsmodellen. Tech (Berlin) 24:10

Normempfehlung (1985) Elektromedizinische Geräte − Implantierbare Herzschrittmacher: Festlegungen für die Sicherheit (VDE-Bestimmung 0750, Teil 9)

Irnich W (1984) Interference in Pacemakers. PACE 7:1021

Ohm OJ, Bruland H, Pedersen OM, Wearness E (1974) Interference effect of myopotentials on function of unipolar demand pacemakers. Heart J 36:77

Schlegel H, Seipel L, Böhminghans F (1981) Funktionsstörungen von Demand-Schrittmachern bei urologischen Operationen mittels Elektrocauter. Z Kardiol 70:803

Hochfrequenzdiathermie in der Gastroenterologie

Polypektomie – Röhrenstrom oder Funkenstreckenstrom?

R. OTTENJANN

Einleitung

Seit mehr als einem Jahrzehnt werden Polypen im Magen-Darm-Trakt während der Endoskopie abgetragen. Die endoskopische Polypektomie hat die diagnostischen Probleme, die in der Röntgenära bestanden, gelöst. Die histologische Untersuchung des ganzen Polypen erlaubt eine valide Beurteilung des Polypensubstrats; letzteres gilt v. a. für die kolorektalen Polypen und für die Polypen mit submukösem Substrat, die im ganzen Verdauungstrakt angetroffen werden. Wenn Polypen Blutungsquellen darstellen, was nicht häufig vorkommt, oder wenn in einem adenomatösen Polypen ein invasives Karzinom vorhanden ist, so ist die Polypektomie auch ein therapeutischer Eingriff. Die Abtragung von Präkanzerosen (insbesondere adenomatöse Polypen im Magen, Duodenum und Kolorektum) ist dagegen eine prophylaktische Maßnahme. Mit der kolorektalen Polypektomie, die in mehr als 70 % der Fälle eine Adenomektomie ist, wurden Hoffnungen auf eine generelle Prophylaxe des Karzinoms im Kolorektum geweckt, doch wurden diese Hoffnungen bisher nicht erfüllt.

Japaner (Tsuneoka und Uchida 1970) haben die gastroskopische Polypektomie inauguriert, und zwar als mechanische Polypektomie, also ohne Stromanwendung. Wegen häufiger Komplikationen (Blutungen) wurde diese Methode wieder aufgegeben. Die im Rektum schon einige Jahrzehnte geübte Polypektomie mittels Elektroschlinge unter Anwendung von Hochfrequenzstrom, die mit einem akzeptablen Blutungsrisiko verbunden war, ermutigte dazu, die gastroskopische und die koloskopische Polypektomie mit der Elektroschlinge zu versuchen; die Ergebnisse waren ermutigend, die Methode erwies sich als risikoarm und setzte sich in wenigen Jahren durch (Ottenjann et al. 1974; Seifert und Elster 1973; Williams 1982).

„Funkenstreckenstrom" und „Röhrenstrom"

Grundsätzlich stehen 2 Arten von Hochfrequenzstrom für die Polypektomie mit der Elektroschlinge zur Verfügung. Der sog. Funkenstreckenstrom – ein Hochfrequenzstrom mit gedämpften Schwingungen und Schwingungspausen – wurde früher mit Funkenstreckengeneratoren erzeugt, was heute auch mit Transistorgeneratoren möglich ist (Roos 1972). Es handelt sich um eine Stromart mit hohen Spannungsspitzen und geringer Effektivspannung. Hochfrequenzstrom mit nichtmodulierten oder ungedämpften Schwingungen wird von Röhrenstromgeneratoren geliefert; dieser „Röhrenstrom" zeichnet sich durch eine relativ hohe Effektivspannung aus. Die Eigenschaften oder Leistungscharakteristiken beider Stromarten können kombiniert werden als sog. Mischstrom. Der Funkenstrom mit modulierten Schwingungen und relativ niedriger Effektivspannung wird auch als Koagulationsstrom (Gewebeeiweiß koaguliert wie beim Eierkochen), der Röhrenstrom mit ungedämpften oder nichtmodulierten Schwingungen als Schneidstrom (Gewebeschnitt durch Verkochen des Zellwassers mit konsekutivem Platzen der Zellen) bezeichnet.

Die simplifizierende Funktionspolarisierung, die in der Gleichsetzung von modulierten Hochfrequenzschwingungen mit dem Effekt der Koagulation und von Hochfrequenzstrom mit nichtmodulierten Schwingungen mit der Elektrotomie „betrieben" wird, entspricht nicht den Realitäten am Ort der Wirkung („... the difference in current type for polypectomy is probably mainly illusory." [Williams 1982]). Die spezifische Wirkung des Hochfrequenzstroms wird bei der Elektrochirurgie, ob es sich nun um Funkenstreckenstrom oder Röhrenstrom handelt, wesentlich mitbestimmt von der Anwendungstechnik und zwar in der Weise, daß großflächige Aktivelektroden eine Koagulation (geringere Stromdichte) und Aktivelektroden mit kleinen Berührungsdimensionen (Nadeln, Messer) eher eine Gewebetrennung oder Elektrotomie bewirken (Roos 1972). Die Hitze, die sich am Ort der Stromeinwirkung entwickelt, ist abhängig von der Stromstärke (und Stromdichte) sowie von der Dauer der Einwirkung (Abb. 1); diese Abhängigkeiten sind linear, während sich für die Polypektomie mit der Elektroschlinge eine logarithmische Abhängigkeit des thermischen Effekts von der Schlingenfläche (Fläche, die die Schlinge umgrenzt) ergibt: Die Hitze steigt exponentiell beim Zusammenziehen der Schlinge (Abb. 2). Was die Eindringtiefe des Stromes und seiner Wirkung angeht, so läßt sich sagen, daß Hochfrequenzstrom gedämpfter Schwingungen tiefer in das Gewebe penetriert als solcher ungedämpfter Schwingungen.

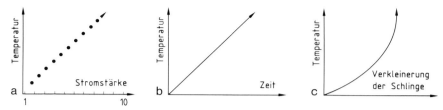

Abb. 1a–c. Abhängigkeiten des lokalen Stromeffekts (lokale Temperatursteigerung) von der Stromstärke (**a**), der Dauer der Stromeinwirkungen (**b**) und der Verkleinerung der Schlinge bei der Polypektomie (**c**) (Snare closure)

Mono- und bipolare Koagulation und Elektrotomie

Bei der endoskopischen Polypektomie mit der Elektroschlinge fungiert die Schlinge als differente Elektrode (monopolare Koagualation). Der Strom fließt durch den Körper zur breitflächigen indifferenten Elektrode; die Stromdichte ist nur an der differenten Elektrode für eine lokale Temperatursteigerung ausreichend, nicht aber an der indifferenten Elektrode. Grundsätzlich können bei dieser Art der Hochfrequenzstromanwendung aberrierende Ströme (Kriechströme) auftreten, die unter ungünstigen Bedingungen Läsionen (Verbrennungen) induzieren. Bei der bipolaren Methode mit 2 differenten Elektroden, die nahe beieinander liegen, breitet sich der Strom von einer Elektrode zur anderen aus, ohne den ganzen Körper zu „durchdringen" (Abb. 3). Mit Kriechströmen ist daher kaum zu rechnen. Auch die endoskopische Polypektomie könnte mittels bipolarer Koagulation oder Elektrotomie erfolgen. Es müßten in einem gewissen Abstand voneinander 2 Schlingen um den Polypenstiel gelegt werden; breitblasige Polypen lassen sich natürlich auf diese Art und Weise nicht abtragen.

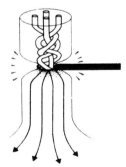

Abb. 2. Beim Schließen der Polypektomieschlinge wird der Blutfluß im Polypenstiel gedrosselt und die Stromdichte eklatant erhöht

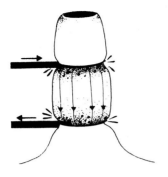

Abb. 3. Schema der bipolaren Polypektomie. Stromfluß zwischen 2 differenten Elektroden, die an den Polypenstiel gelegt sind

Endoskopische Hot-biopsy

Kleine Polypen mit einem Durchmesser bis zu 6–8 mm können mit der „Hot-biopsy"-Zange nach Williams (1973) abgetragen werden. Die Zange faßt einen Teil des Polypen, der Rest wird mittels Hochfrequenzstrom verkocht. Das Partikel, das mit der Zange gefaßt wurde,

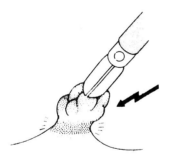

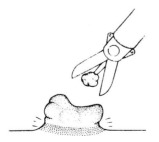

Abb. 4. Schematische Darstellung der „Hot-biopsy". Nach Williams, CB (1982)

bleibt erhalten und kann histologisch untersucht werden (Abb. 4). Eine weite Verbreitung hat diese Methode nicht gefunden. Eine Umfrage bei 22 deutschen gastroenterologischen Zentren ergab, daß nur 2 Zentren diese Methoden anwenden (was kaum verständlich ist).

Praxis der endoskopischen Polypektomie

Das Prinzip der endoskopischen Polypektomie ist die unblutige Abtragung, d. h. der Polyp wird an der Basis oder am Stiel abgetragen, und die Gefäße müssen vor der Gewebedurchtrennung „verlötet" werden; zuerst Verkochen, dann Schneiden. Somit ergibt sich als Konsequenz für die Wahl der Stromart: Elektrotomie nach Elektrokoagulation. Eine andere Möglichkeit ist die Kombination beider Stromarten als sog. Mischstrom. Theoretisch spricht manches für die Wahl des erstgenannten Modus, doch fließen in der Wahl der Stromarten in kaum verständlicher Weise Erfahrungen ein; Theorie *und* Praxis bestimmen den Modus agendi auch hier. Die diesbezüglichen Usancen galt es daher in einer Umfrage bei gastroenterologischen Zentren zu ermitteln.

An insgesamt 22 Zentren in der Bundesrepublik wurden Fragebögen verschickt. 1. Frage richtete sich auf die bevorzugte Stromart bei der endoskopischen gastrointestinalen Polypektomie, gefragt wurde also, ob Koagulations-, Schneid- oder Mischstrom bevorzugt wird. Die Antwort fiel – ein wenig überraschend – sehr unterschiedlich aus: 9 Zentren bevorzugen Mischstrom, 6 Koagulationsstrom, und ebenfalls 6 Zentren wenden sowohl Koagulationsstrom als auch Mischstrom an; nur in einem Zentrum werden alle 3 Stromarten in Abhängigkeit von der Größe der Polypen verwendet. Als Begründung für die Stromart wurden „gute Erfahrung", „weniger Nachblutung", „kaum Perforationen" angegeben, und zwar vornehmlich für die Bevorzugung des Koagulationsstroms. Es wurde verschiedentlich aufgezeigt, daß für die Abtragung von gestielten Polypen Koagulationsstrom eher geeignet sei, breitbasige Polypen aber eher mit Mischstrom abgetragen würden, „weil die Koagulationszone kleiner und weniger tief reiche". Zwei Zentren bevorzugen für kleine Polypen Koagulationsstrom, weil zu schnelles Schneiden vermieden werden soll. Reiner Schneidstrom findet – was verständlich ist – kaum Anwendung. Es liegt der Schluß nahe, daß ein wesentlicher Unterschied zwischen den lokalen Effekten von Koagulationsstrom und von Mischstrom bei der endoskopischen Polypektomie nicht zu bestehen scheint.

Die unterschiedliche Wanddicke der einzelnen Abschnitte des Gastrointestinaltrakts ließ die Frage aufwerfen, ob für die einzelnen

Organabschnitte eine besondere Stromart bevorzugt werde. Diese Frage wurde von der weitaus überwiegenden Zahl der Zentren verneint; nur 3 Zentren gaben an, daß sie eine gewisse Auswahl treffen, und zwar bevorzugen sie den Koagulationsstrom bei Polypektomie im Zökum und Kolon, was nicht ganz verständlich ist.

Für die Wertung der Umfrageergebnisse dürfte von Interesse sein zu erfahren, welcher Umfang an Erfahrung hier zugrunde liegt. Die Zentren wurden daher gebeten, Angaben über die ungefähre Anzahl von Polypektomien pro Jahr (der letzten Jahre) zu machen. Die Summe der angegebenen Zahlen betrug für die Polypektomie im Magen mehr als 500, im Duodenum etwa 120 und für das Kolorektum etwa 4500 pro Jahr. Natürlich schwankten die Zahlen der einzelnen Zentren für die Polypektomien in den verschiedenen Abschnitten des Verdauungstrakts deutlich, und zwar insbesondere für das Kolorektum (von 85–500 pro Jahr und Zentrum) und im Magen (von 10–70 pro Jahr und Zentrum), was z. T. auf die unterschiedliche Bettenzahl der Abteilung zurückzuführen sein dürfte.

Komplikationen der endoskopischen Polypektomie

Die Komplikationsraten der endoskopischen Polypektomie sind so gering, daß sie als Bewertungskriterien für die Wahl der Stromart kaum in Betracht kommen. Vor einigen Jahren wurden folgende Komplikations- und Mortalitätsraten ermittelt: im oberen Verdauungstrakt bei insgesamt 1131 Polypektomien in 0,96 % der Fälle Komplikationen bei einer Moralität von 0,09 %; im Kolorektum bei insgesamt 3411 Polypektomien in 0,2 % der Fälle Komplikationen mit einer Mortalität von 0,03 % (Ottenjann et al. 1974). Eine Analyse der Komplikationen der eigenen Abteilung bei endoskopischen Polypektomien der Jahre 1983/84 ergab bei insgesamt 703 Polypektomien im Kolorektum 7 Komplikationen, also eine Rate von 0,99 %; ein operativer Eingriff war nur in 2 Fällen erforderlich. Bei Polypektomien im Magen und im Duodenum (n = 65) waren 4 Komplikationen zu beklagen (Blutungen); dabei handelte es sich in einem Fall um einen Riesenpolypen des Magens mit einem Durchmesser von 4 cm, in einem anderen Fall trat eine Blutung nach Polypektomie im Duodenum auf (insgesamt höhere Komplikationsrate bei Polypektomien im Duodenum als im Magen). Ein Todesfall war weder bei der Polypektomie im oberen noch im unteren Verdauungstrakt zu beklagen.

Insgesamt treten Komplikationen in geringer Zahl auf (im Vergleich zu früheren Jahren); sie sind im Hinblick auf den diagnostischen und therapeutischen Gewinn akzeptabel; diskutiert wird der prophylaktische Wert der endoskopischen Polypektomie.

Schlußfolgerung

Aus der Sicht des Gastroenterologen läßt sich daher folgendes sagen: Die Anwendung von Hochfrequenzstrom zur endoskopischen Polypektomie (monopolare Koagulation und Elektrotomie) ist nach den vorliegenden Ergebnissen aus 15 Jahren so risikoarm und so effektiv, daß einer weiteren Verwendung von Hochfrequenzstrom zur Polypektomie kaum etwas entgegensteht.

Literatur

Deyhle P, Seuberth P, Jenny S, Demling L (1971) Endoscopic polypectomy in the proximal colon. Endoscopy 3:103
Frühmorgen P (1974) „Operative" Coloskopie. In: Demling L, Classen M, Frühmorgen P (Hrsg) Enteroskopie. Springer, Berlin Heidelberg New York
Ottenjann R (1971) Gastroskopische Polypektomie. Med Trib 23:36
Ottenjann R, Bartelheimer W, Lux G (1974) Gastrointestinale Polypen. Witzstrock, Baden-Baden
Roos E (1972/73) Elektrochirurgie im modernen Krankenhaus. Medita Sonderdruck Vogt-Schild, Solothurn S 2-24
Seifert E, Elster K (1973) Wert der endoskopischen Polypektomie am Oesophagus und Magen. Leber Magen Darm 3:155
Tsuneoka K, Uchida T (1970) Endoscopic polypectomy of the stomach. 2nd World congress gastrointestinal endoscopy, Copenhagen 1970 (abstract)
Williams CB (1973) Diathermy biopsy - a technique for the endoscopic management of small polyps. Endoscopy 5:215
Williams CB (1982) Colonscopic polypectomy. In: Cotton PB, Williams CB (eds) Practical gastrointestinal endoscopy. Blackwell Scientific, Oxford
Wolff IW, Shinya H (1979) Kolonoskopie (Koloskopie) - historischer Hintergrund. In: Ottenjann R, Classen M (Hrsg) Gastroenterologische Endoskopie. Enke, Stuttgart

Blutstillung – bipolar

W. Lesterhuis

Die akute Magen-Darm-Blutung ist ein dramatisches Problem und für die meisten Ärzte immer wieder eine Herausforderung, den Blutungsplatz ausfindig zu machen.

Bei Blutungen aus dem oberen Verdauungstrakt ist die Endoskopie weitaus die beste Methode, um die Ursache der Blutung zu ermitteln (Cotton et al. 1973). Gleichzeitig mit der Entwicklung der modernen Fiberendoskopie wurden in den letzten Jahren verschiedene Methoden der endoskopischen lokalen Blutstillung im oberen Verdauungstrakt entwickelt. Diese endoskopischen Methoden können in 2 Gruppen eingeteilt werden: in die Distanzmethode, wobei Kontakt zwischen Gewebe und Gerät nicht notwendig ist, und in die Kontaktmethode. Eine Distanzmethode ist u. a. die Laserfotokoagulation mit einem Argon- oder YAG-Laser.

Zur Kontaktmethode gehört die Elektrokoagulation, eine Technik, die Ende des letzten Jahrhunderts in der Chirurgie entwickelt wurde. Von einer Elektrode abgegebene hochfrequente Stromstöße, die keine Muskelkontraktionen auszulösen vermögen, führen zur Erhitzung des Gewebes. Durch die Erhitzung trocknet dieses aus, Eiweiß koaguliert, und es kommt zu Nekrose und Thrombusbildung. Hierdurch werden die Blutgefäße verschlossen und Hämostase erzielt.

Für die endoskopische Elektrokoagulation stehen 2 verschiedene Typen von Koagulationssonden zur Verfügung: die monopolare und bipolare Sonde. Bei der konventionellen Elektrokoagulation gibt es wichtige Probleme: Die Tiefe der Koagulation ist nicht abschätzbar, und es gibt eine reelle Perforationsgefahr. Bei einer aktiven Blutung ist die Übersicht oft schlecht, und durch Anhaften der Koagel am Sondenkopf kann das gebildete Gerinnsel von der Blutungsquelle abreißen und somit die Blutung reaktivieren.

Zwei Untersuchergruppen haben seit einigen Jahren versucht, diese Nachteile auszuschließen. Die Gruppe aus Erlangen entwickelte die Elektrohydrothermosonde (EHT-Sonde) (Matek et al. 1979), eine monopolare Sonde. Die Gruppe aus Seattle entwickelte eine Variante, die bipolare Sonde: die multipolare oder Bicapsonde. In der Abb. 1 sind die monopolare und die bipolare Sonde schematisch dargestellt.

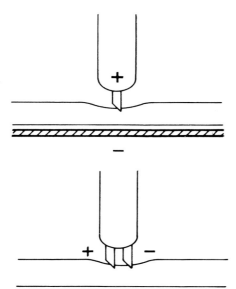

Abb. 1. Schematische Darstellung der monopolaren *(a)* und bipolaren *(b)* Sonde

Bei der monopolaren Sonde ist der Sondenkopf der positive Pol, die Grundplatte unter dem Patienten der negative Pol. Bei der bipolaren Sonde sind positiver und negativer Pol im Sondenkopf vereinigt. Ein bedeutender Unterschied zwischen diesen Elektroden ist der Stromverlauf in das Gewebe während der Koagulation (Abb. 2). Bei der monopolaren Sonde fließt der Strom von der sich in der Sondenspitze befindenden positiven Elektrode durch den Patienten zur negativen Grundplatte. Bei der bipolaren Koagulationssonde fließt der Strom nur zwischen den Polen. Also – theoretisch – dringt der Strom im Vergleich zur monopolaren Sonde weniger tief ins Gewebe ein.

Von der Seattle-Gruppe wurde eine computer-standardisierte Elektrokoagulationsmethode entwickelt, wobei die Veränderungen der elektrischen Gewebeeigenschaften während des Koagulationsvorgangs durch den Computer gemessen und durch Nachstellen der Stromstärke kompensiert werden (Piercy et al. 1978). Mit diesem Koagulationscomputer wurde die Effektivität der mono- und bipolaren Sonde bei der Blutstillung der standardisierten Ulzera im Hundemagen untersucht (Protell et al. 1978). Die Effektivität der beiden Sonden zur Blutstillung war gleich, doch die histologische Beschädigung der Magenwand war signifikant geringer bei der bipolaren Sonde im Vergleich zur monopolaren Sonde.

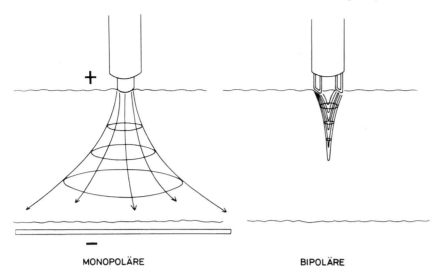

Abb. 2. Stromverlauf in das Gewebe während der Koagulation

Auch Jensen hat in seinen Experimenten mit verschiedenen endoskopischen Blutstillungsmethoden den Unterschied in der Penetrationstiefe zwischen der monopolaren und bipolaren Sonde beobachtet (Johnston et al. 1978). Die Effektivität beider Methoden war wieder gleich, doch die Frequenz der totalen Beschädigung der Magenwand betrug in der bipolaren Gruppe 17 %, in der monopolaren Gruppe 51 %. Das bedeutet, daß theoretisch und nach diesen unter standardisierten Bedingungen durchgeführten Tierexperimenten die Penetrationstiefe und damit die Perforationsgefahr bei der bipolaren Sonde niedriger ist als bei der monopolaren Koagulation.

In der durch die Seattle-Gruppe entwickelten bipolaren Variante, der Bicapsonde, sind in deren Spitzen 3 positive und 3 negative Pole strahlenförmig angeordnet (Abb. 3). Die Spitze ist abgerundet und kann evtl. zur Tamponade eines blutenden Gefäßes benutzt werden. Außerdem ist die Sonde mit einem kräftigen Wasserstrahl ausgerüstet, der die Übersicht bei der Endoskopie im Falle einer akuten Blutung erleichtert. Bei diesem Sondetyp besteht ebenfalls die Möglichkeit zur Koagulation bei tangentiellen Gewebekontakt, was bei der konventionellen bipolaren Sonde durch die Elektrodenanordnung nicht möglich war.

Es gibt jetzt 2 Arten von Bicapsonden: eine mit einer Spitzenlänge

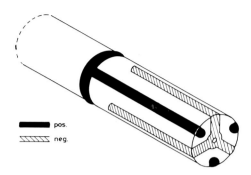

Abb. 3. Bicapsonde

von 6,4 mm und einem Spitzendurchmesser von 3,2 mm und eine mit einer Spitzenlänge von 5,9 mm und einem Spitzendurchmesser von 2,3 mm. Es ist also möglich, die kleine Bicapsonde durch den Biopsiekanal eines konventionellen Endoskops zu führen. Zur bipolaren Sonde gehört ein Stromgenerator mit einer maximalen Leistung von 25 W und der Möglichkeit, um die pro Stromstoß abgegebene Energie und die Dauer eines Stromstoßes einzustellen.

Die Bicapsonde wurde endoskopisch geprüft bei der Blutstillung bei standardisierten Ulzera im Hundemagen durch Silverstein u. Auth (Persönliche Mitteilung 1978). Die pro Stromstoß abgegebene Energie betrug 20 J, die Impulsdauer 1 s. Hämostase wurde zu 100 % der blutenden Ulzera erreicht mit durchschnittlich 8 Impulsen. Eine vollständige Beschädigung der Magenwand wurde 4mal beobachtet (16 %).

Auch bei den von unserer Gruppe durchgeführten Tierexperimenten wurde in allen 50 blutenden Standardulzera Hämostase erreicht; niemals gab es eine Perforation. Bei einer Mikroangiographie (Abb. 4) sind das avaskuläre Koagulationsgebiet sowie die koagulierten Blutgefäße und die Thrombusbildung gut zu sehen.

In unserem Krankenhaus haben wir bis Januar 1983 40 Patienten mit einer endoskopisch aktiven Blutung aus dem oberen Verdauungstrakt mit Elektrokoagulation mit einer Bicapsonde behandelt (25 Patienten mit der kleinen und 15 mit der großen Sonde). Es handelte sich um 14 Frauen und 26 Männer mit einem Durchschnittsalter von 67,4 Jahren. Die Lokalisation der Blutungsquelle und die Art der Blutung sind in Tabelle 1 zusammengefaßt. Weitaus die meisten Blutungen waren im Magen und im Bulbus duodeni lokalisiert. Bei 26 Patienten handelte es sich um eine Sickerblutung, Forrest Typ I B; bei 14 Patienten um eine spritzende arterielle Läsion, Forrest Typ I A. Ein Ulkus war die am häufigsten vorkommende Blutungsursache, aber auch Mallory-Weiss-Läsionen, Gefäßanomalien und Nachblutungen nach

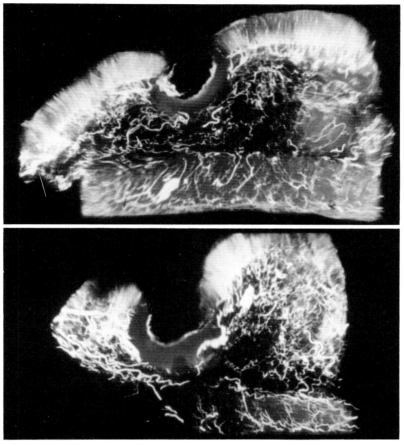

Abb. 4. Mikroangiographie bei einem mit der Bicapsonde koagulierten Ulkus im Hundemagen

Polypektomie und Magen- und Duodenumoperationen wurden beobachtet (Tabelle 2). Bei diffusen venösen Blutungen sowie bei leichten arteriellen Blutungen aus Gefäßen mit einem Durchmesser von weniger als 1 mm wurde die Koagulationssonde auf die Blutungsquelle gelegt und direkt das Zentrum der Blutung koaguliert. Bei großen pulsierenden arteriellen Blutungen wurde der Rand der Blutung koaguliert in der Absicht, das Gefäß durch Schrumpfung und Verschmelzung von Kollagenfasern sowie Ödembildung dichtzudrücken. Bei Gefäßanomalien wurden zuerst die Randbezirke und von da aus zum Zentrum hin koaguliert.

Tabelle 1. Blutungsquelle

	Sickerblutung	Arterielle Blutung
Ösophagus	2	0
Magen	10	8
Stoma nach BII-Resektion	1	1
Duodenum	11	4
Jejunum	2	1
Gesamt	26	14

Die Endoskopie wurde immer mit einem Olympus GIF-IT oder K2-Fiberendoskop verrichtet. Die pro Stromstoß abgegebene Energie betrug 20 J, die Dauer eines Stromstoßes 1 s mit einer Leistung von 20 W. Im Durchschnitt waren 6 Impulse notwendig, um Hämostase zu erreichen. Die totale Erfolgsquote betrug 87,5 %, bei Sickerblutungen 92 %, bei arteriellen Blutungen 79 % (Tabelle 3). Bei Patienten, bei denen keine Hämostase erreicht wurde, war die Blutungsquelle 2mal eine arterielle Blutung aus Ulcera duodeni, einmal eine arterielle Blutung aus dem Ulcus ventriculi und 2mal eine Sickerblutung aus Ulcera duodeni. Die Rezidivrate war insgesamt 23 %: 5mal bei einer Sickerblutung und 3mal bei einer arteriellen Blutung. Die Rezidivblutungen traten 24 h bis zu 7 Tagen nach der erfolgreichen Koagulation auf.

Tabelle 2. Blutungsursache

	[n]	Sicker-blutung	Arterielle Blutung
Mallory-Weiss-Läsion	2	2	
Ulkus	31	18	13
Gefäßanomalie	4	4	
Nachblutung nach Polypektomie	2	1	1
Nachblutung nach Operation	1	1	
Gesamt	40	26	14

Tabelle 3. Resultate der Elektrokoagulationsbehandlung mit Bicapsonde

	[n]	Erfolg	Rezidiv
Sickerblutung	26	24	5
Arterielle Blutung	14	11	3
Gesamt	40	35 (87,5 %)	8 (23 %)

Bei zwei Patienten mit einer Rezidivblutung wurde erneut Hämostase erreicht durch Bicapkoagulation. Bei 6 Patienten wurde auf Rekoagulation verzichtet, weil die Kreislaufverhältnissse keine Kontraindikation mehr für chirurgisches Eingreifen darstellten oder weil die Rezidivblutung besonders heftig war.

Die Mortalität bei unseren Patienten lag bei 15%: ein Patient verblutete, ein Patient starb infolge kardialer Probleme, und bei 4 Patienten gab es tödliche postoperative Kreislauf- oder pulmonale Probleme.

Beim Koagulieren mit der Bicapsonde haben wir nur einmal eine Komplikation gefunden. Bei einem Patienten nahm die arterielle Blutung nach der Elektrokoagulation zu, und der Patient verblutete, bevor eine Operation möglich war. Niemals wurde eine Perforation als Folge der Elektrokoagulation gesehen, auch nicht bei den später behandelten Patienten, und niemals entstand eine Rezidivblutung durch Abreißen eines gebildeten Koagels.

Mit beiden Bicapsonden wurden in dieser Serie zu wenig Patienten behandelt, so daß ein objektiver Vergleich beider Sonden nicht möglich ist. Die Erfolgsrate mit der kleinen Bicapsonde betrug 92 %, mit der großen 80 %. Die Rezidivrate lag bei der kleinen Bicapsonde wesentlich höher als bei der großen, 30 % gegenüber 8 %. Aber diese hohe Rezidivquote ist wahrscheinlich auf zu große Vorsicht und Unerfahrenheit mit der neuen Methode zurückzuführen. Später, mit zunehmender Erfahrung, sank die Zahl der Rezidive. Aber mit der großen Bicapsonde waren weniger Stromimpulse notwendig, um Hämostase zu erreichen, und der Wasserstrahl war effektiver.

Nach Schönekäs hängt die Effizienz einer fiberendoskopischen Blutstillungsmethode von den folgenden Faktoren ab: Praktikabilität des Einsatzes, effektive Hämostase, risikoarme Anwendung und Kosten (Schönekäs 1982).

1) Praktabilität
Die Bicapsonde und der Stromgenerator sind kompakt, erfordern keine besonderen Vorrichtungen im Krankenhaus und sind einfach zum

Patientenbett zu transportieren. Die Sonde ist einfach zu bedienen, auch weil eine tangentielle Annäherung des blutenden Gefäßes möglich ist, und der kräftige Wasserstrahl erleichtert die Übersicht.

2) Effektivität
Die Erfolgsquote in unserem Krankengut betrug 87 %. Die Rezidivquote lag bei 23 %, also ziemlich hoch. Aber unsere Studie ist nicht kontrolliert, und es ist deshalb nicht möglich, den Einfluß der Bicapkoagulation auf Verlauf und Prognose einer Blutung festzustellen. Außerdem kommen etwa 80 % der Blutungen im oberen Verdauungstrakt spontan zum Stillstand. Auch eine verbindliche Bewertung der Bicapkoagulation bei der Blutstillung im Vergleich zu Laserkoagulation oder Elektro-hydro-thermo-Koagulation ist durch das Fehlen kontrollierter Patientenstudien noch nicht möglich. Aber die bis jetzt veröffentlichten Ergebnisse zeigen ungefähr dieselbe Erfolgs- und Rezidivquote der Bicapsonde, EHT- oder Laserkoagulation.

Eine vergleichbare Studie über Hämostase bei standardisierten Ulzera im Hundemagen zwischen der monopolaren, der Elektrohydrothermo-, der Bicap- und der Heizungssonde ergab folgendes: Die Heizungssonde und die bipolare Sonde verursachten die geringste Beschädigung der Magenwand und erscheinen deshalb sicherer als die monopolare und EHT-Sonde.

Die beste Hämostasewirkung wurde durch die Heizungssonde erzielt (Swain et al. 1984). Kürzlich ist eine kontrollierte Studie über die Effektivität der Bicapkoagulation zur Verhinderung von Rezidivblutungen peptischer Ulzera mit Stigmata einer rezenten Blutung veröffentlicht worden (Goudie et al. 1984). Es gab keine signifikanten Unterschiede zwischen der koagulierten und der Kontrollgruppe in Hinsicht auf die Rezidivquote, Operationen, Notwendigkeit zur Bluttransfusion und Klinikaufenthalt.

3) Komplikationen
In den bisherigen Ergebnissen ist eine niedrige Komplikationsrate angegeben. Perforationen wurden bisher niemals gesehen. In unserem Krankengut gab es jedoch einmal eine tödlich verlaufene Verstärkung einer arteriellen Blutung. Besonders bei spritzenden arteriellen Blutungen soll man niemals den Gefäßstumpf direkt koagulieren.

4) Kosten
Die komplette Bicapapparatur ist ebenso wie die EHT-Koagulationsapparatur billiger als ein Laserkoagulator; es braucht kaum Wartung und ist weniger anfällig als die Laserapparatur.

Zusammenfassend sind wir der Meinung, daß die Elektrokoagulation eine schnell und einfach durchzuführende Behandlungsmethode ist bei blutenden Läsionen im oberen Verdauungstrakt. Die Bicapelektrode ist relativ billig und leicht zu bedienen mit geringer Komplikationsgefahr. Sie kann zumindest dazu dienen, bei Patienten in einem hämodynamisch schlechten Zustand durch die Blutstillung Zeit zu gewinnen, um – wenn nötig – chirurgisches Eingreifen zu ermöglichen.

Literatur

Cotton PB, Rosenberg MT, Waldram RPC, et al. (1973) Early endoscopy od the oesophagus, stomach and duodenal bulb in patients with haematemesis and melaena. Br Med J 2:505–509

Goudie BM, Mitchell UG, Bianie GG, et al. (1984) Controlled trial of endoscopic bipolar electrocoagulation in the treatment of bleeding peptic ulcers. Gut 25 A:1185

Johnston JH, Jensen DM, Mautner W, et al. (1978) A comparison of bipolar electrocoagulation and argon laser photocoagulation with co-axial CO_2 in the treatment of bleeding canine gastric ulcers. Gastrointest Endosc 24:195 (Abstrakt)

Matek W, Fruhmorgen P, Kaduk B, et al. (1979) Modified elektrocoagulation and its possibilities in the control of gastrointestinal bleeding. Endoscopy 11:553–558

Piercy J, Auth DC, Silverstein FE, et al. (1979) Electro-surgical treatment of experimental bleeding canine gastric ulcers: development and testing of a computer control and a better electrode. Gastroenterology 74:527–534

Protell RL, Gilbert DA, Jensen DM, et al. (1978) Computerassisted electrocoagulation: bipolar vs monopolar in the treatment of experimental canine gastric ulcer bleeding. Gastroenterology 74:232–239

Schönekäs H (1982) Endoskopische Therapie. In: Siewert JR, Blum AL, Farthmann EH, Lankisch PG (Hrsg) Notfall Therapie. Springer, Berlin Heidelberg New York, 205

Swain CP, Mills TN, Shemesh E, et al. (1984) Which electrode? A comparison of four endoscopic methods of electrocoagulation in experimental bleeding ulcers. Gut 25:1424–1431

Elektrotomie unter Flüssigkeitsapplikation

H.-D. REIDENBACH

Im Gegensatz zum Schnitt mit dem Skalpell erfolgt der Hochfrequenzschnitt ohne mechanische Kraftübertragung von der Schneide bzw. Elektrodenspitze auf das Gewebe, sondern durch das explosionsartige Platzen der Zellen unmittelbar vor der Tomieelektrode. Die Schnittflächen sind infolge der Wärmewirkung koaguliert, d. h. das Gewebe wird durch geronnene Eiweißbestandteile nach außen und innen relativ dicht abgeschlossen.

Allgemein ist die Schnittwirkung des HF-Stromes insbesondere von der HF-Leistung, der Schnittgeschwindigkeit und der Elektrodenform abhängig.

Bei relativ niedriger HF-Leistung und großer Schnittgeschwindigkeit erhält man eine schwache Koagulationszone, während diese bei gleichzeitig hoher HF-Leistung und geringer Schnittgeschwindigkeit ausgeprägter ausfällt.

Erfahrungsgemäß ist bei Schnitten in stark flüssigkeitshaltigem Gewebe und in Fett ein Reinigen der Elektroden oder ein Auswechseln zu stark verkrusteter Elektroden während einer Operationspause erforderlich. Diese Vorgehensweise ist insbesondere in der Gastroenterologie unerwünscht, zeitaufwendig, technisch problematisch und risikobehaftet.

Außerdem zeigt sich bei der konventionellen HF-Tomie, daß zu Beginn eines HF-Schnittes der Koagulationssaum breiter als im weiteren Schnittverlauf ist, v. a. wenn die Elektrode nicht sofort weitergeführt wird.

Ist der HF-Strom vor dem leichten Aufsetzen der Elektrode bereits eingeschaltet, so entsteht ein übermäßiger Lichtbogen, der, wenn der Strom beim Abheben der Elektrode noch eingeschaltet ist, sogar noch ausgeprägter sein kann.

Ein relativ intensitätsstarker Lichtbogen zwischen Arbeitselektrode und Gewebe kann aber zu ausgedehnteren Karbonisationen führen, was u. a. aus der mit über 1000 °C aus der Strahlungsleistungsverteilung bestimmbaren relativ hohen Temperatur erklärbar ist, die an der punktförmigen Auftreffstelle zu einer Proteinfragmentierung führt.

Solche Brandwunden sind nicht nur unschön, sie zeigen auch eine schlechtere Abheilungstendenz, d. h. es kommt u. a. zu einer geringen bis beträchtlichen Verzögerung, während ein koagulationsarmer HF-Schnitt ähnlich wie eine Messerwunde heilt.

Es kam daher der Wunsch auf, den beim HF-Schnitt auftretenden Lichtbogen so gering wie möglich zu halten; vielleicht könnte man – methodisch bedingt – ganz darauf verzichten.

Bei der HF-Tomie treten an der relativ dünnen Elektrodenspitze bzw. -schneide höhere Temperaturen auf als bei der HF-Koagulation, so daß sich dabei die Elektrode selbst auch erwärmt. Diese Tatsache wird häufig nicht beachtet oder sogar als nicht existent angesehen, wenn von der kalten Schneideelektrode die Rede ist. Aber gerade an einer heißen Elektrode kleben Gewebeteile und Blut an, wodurch die Tomiebedingungen verschlechtert werden. Mit einer durch karbonisiertes Gewebe verkrusteten Schneideelektrode wird aber zwangsläufig mehr Gewebe zerstört, als für einen sauberen Schnitt notwendig wäre. Bei den meisten heute üblichen Schneideelektroden ist die Standzeit nicht besonders groß. Aus Kostengründen werden solche Elektroden daher bevorzugt aus Messing hergestellt und dann hartverchromt. Trotz der erzielten Oberflächenverbesserung kommt es zum Anbacken von Gewebe und Blut, wodurch die Leitfähigkeitsverhältnisse verschlechtert werden. Beim Reinigen kann außerdem die Chromschicht zerstört werden, und nicht selten glühen Elektroden aus oder brennen sogar durch.

Der Einfluß der Temperatur auf das Ankleben von Gewebe läßt sich relativ leicht dadurch demonstrieren, daß man eine Hohlnadelelektrode durch eine Gewebeprobe sticht und bei konstanter HF-Leistung und über gleiche Zeiträume den Anklebeeffekt beobachtet (Abb. 1). Dabei zeigt sich, daß eine nichtdurchströmte Elektrode anklebt, während bei von innen kühlendem Wasserdurchfluß keine Gewebeteile an der Nadel ankleben.

Es lag daher nahe, labormäßige Schnittversuche mit einer Hohlnadelelektrode durchzuführen. Zu einem vollständigen Überzug der Nadel mit Gewebeteilen kam es zwar nicht, aber es blieben dennoch Reste hängen, die sich allerdings leicht abstreifen ließen.

Im Tierversuch zeigte eine wasserdurchflossene Kanüle deutlichere Vorteile gegenüber einer trockenen Nadelelektrode. Es entstand ein blutarmer, karbonisationsfreier Schnitt. Bereits hier fehlte die übliche Geruchsbildung fast nahezu.

Nachteilig ist bei diesen Hohlelektroden, daß die Öffnung, durch die z. B. bidestilliertes Wasser austritt, insbesondere unter Blutungsbedingungen doch verkleben und damit verstopfen kann.

Daher wurde als Schneideelektrode eine flüssigkeitsumströmte

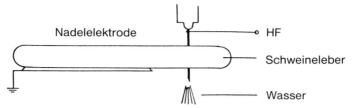

Abb. 1. Untersuchung des Anklebeeffekts einer erhitzten HF-Tomieelektrode (mittels Hohlnadel)

Nadelelektrode konzipiert, bei der die unterstützende Flüssigkeit koaxial austritt (Abb. 2). Bei solchen ummantelten Nadelelektroden lassen sich Nadeln unterschiedlichen Durchmessers und mit verschiedenen Spitzen für die jeweiligen Applikationen verwenden, z. B. dickere und damit mechanisch stabilere für Schnitte durch sehr festes Gewebe.

Aufgrund von theoretischen Betrachtungen hat sich gezeigt, daß für Leistungen im Bereich von 10–300 W Elektrodendurchmesser von 100 µm–1 mm in Betracht kommen. Für Nadelelektroden wurde eine kegelförmige Spitze als sehr zweckmäßig gefunden, insbesondere da sich infolge kontinuierlich abnehmender Stromdichte ein ausgedehnter Koagulationssaum verhindern läßt.

Erste experimentelle Erfahrungen mit dieser neuen Elektrohydrothermosationsmethode wurden bei Schnitten an schlachtfrischer Leber gewonnen.

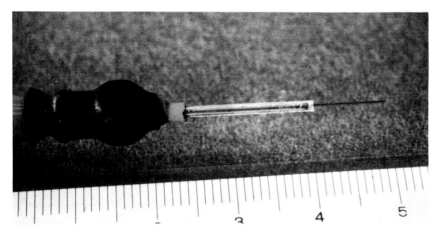

Abb. 2. Nadelelektrode für die flüssigkeitsunterstützte Hochfrequenztomie

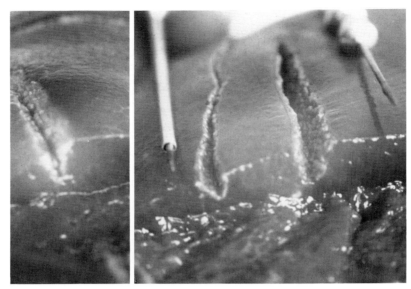

Abb. 3. Experimentelle Schnittversuche bei der HF-Tomie. *Links* HF-Tomie mit Leitungswasser, *Mitte* Elektrohydrothermosationsschnitt mit destilliertem Wasser, *Rechts* Hochfrequenztomie konventionell, d. h. ohne Flüssigkeitsunterstützung

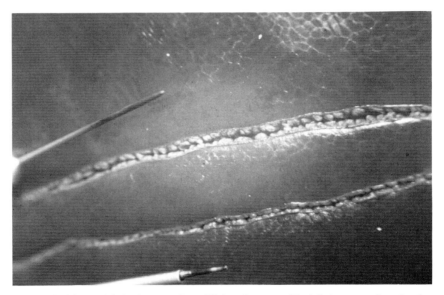

Abb. 4. Schnittvergleich. *Oben* trockene Elektrode, *unten* flüssigkeitsunterstützt durchgeführte Hochfrequenztomie

Die Flüssigkeitsapplikation während des Schnittes trägt dazu bei, daß bei der Elektrohydrothermosationstomie die Koagulationsausdehnung relativ gering bleibt.

Experimentelle Schnittversuche haben weiterhin gezeigt, daß die transversale Koagulationstiefe stark von der Leitfähigkeit der verwendeten Flüssigkeit abhängt. So wurde bei Leitungswasser eine etwa doppelt so große Ausdehnung festgestellt wie bei der Verwendung von destilliertem Wasser (Abb. 3).

Im Vergleich zur trocken betriebenen Nadelelektrode war der flüssigkeitsunterstützte Schnitt ebenfalls beser und leichter durch das Gewebe zu ziehen (Abb. 4).

Nur der mit einer trockenen oder auch flüssigkeitsumspülten HF-Messerelektrode ausgeführte Schnitt war bei In-vitro-Versuchen glatter.

Allerdings lassen sich damit nur im wesentlichen gerade Schnitte durchführen, womit die Anwendung stark eingeschränkt ist. Bei ersten In-vivo-Versuchen bewirkten Körperflüssigkeiten und Blut aber auch hier eine Überlegenheit der flüssigkeitsunterstützten Methode.

Die weiteren experimentellen Erfahrungen wurden auch deshalb mit flüssigkeitsunterstützten Nadelelektroden gesammelt, da es sich bei diesem Elektrodentyp um einen solchen handelt, der keine bevor-

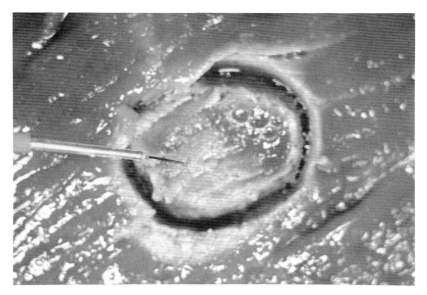

Abb. 5. Verschorfter Schnitt mit Nadelelektrode und Flüssigkeitsunterstützung mittels physiologischer NaCl

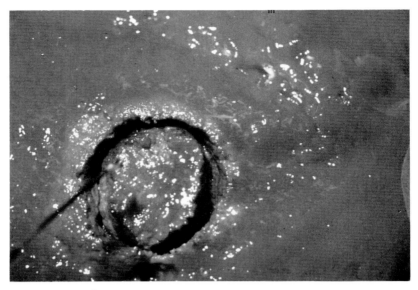

Abb. 6. Verschorfter Schnitt mit Karbonisation bei Verwendung einer trockenen Nadelelektrode

zugte Schnittrichtung besitzt, d. h. hiermit kann ein Schnitt in beliebiger Richtung ausgeführt werden.

Das Fehlen einer vorgegebenen Schneide führt allerdings dazu, daß ein mit einer Nadel ausgeführter Schnitt einen ausgeprägteren seitlichen Koagulationssaum aufweist, als dies z. B. bei Messerelektroden der Fall ist. Vielfach ist aber gerade diese Schnittart erwünscht.

Vergleichsuntersuchungen haben gezeigt, daß ein herkömmlicher Schnitt mit einer trockenen Nadelelektrode zu einem verschorften Schnitt mit relativ ausgedehnter Koagulationsnekrose und zu Karbonisationseffekten führt (Abb. 5).

Die Applikation von physiologischer Kochsalzlösung zeigt keine wesentliche Verbesserung der Verhältnisse (Abb. 6), während der Elektrohydrothermosationsschnitt mit destilliertem Wasser als glatter Schmelzschnitt mit geringer Koagulationsnekrose auffällt (Abb. 7).

Im chronischen Tierversuch unter sterilen Bedingungen konnten praktisch blutungsfreie Schnitte am Darm durchgeführt werden (Abb. 8). Die Nekrosetiefe ergab sich mit < 1 mm als minimal; Brandschorf oder karbonisiertes Gewebe trat nicht auf (Abb. 9). Der Geruch verbrannten Gewebes – wie bei der konventionellen trockenen Hochfrequenztomie – fehlte.

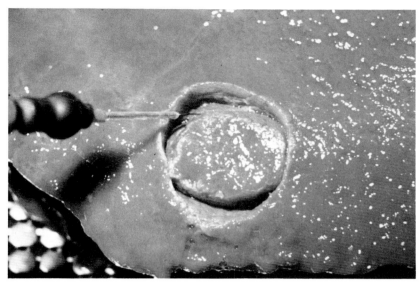

Abb. 7. Elektrohydrothermosationsschnitt (EHT-Schnitt)

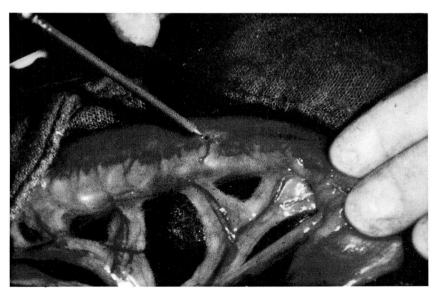

Abb. 8. Chronischer Tierversuch; Schnittbeginn mit EHT-Messer

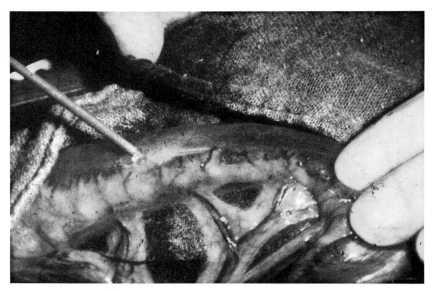

Abb. 9. Schnittverlauf, chronischer Tierversuch

Folgende Merkmale und Vorteile, die teilweise bereits von der EHT-Methode bekannt sind, haben sich bei einer geeigneten Flüssigkeitsapplikation während einer Hochfrequenztomie herausgestellt:

1) freie Sicht auf das Operationsfeld unmittelbar an der Arbeitselektrode;
2) verbesserte elektrische Isolation durch Beseitigung bzw. Verdünnung elektrolytischer Körperflüssigkeiten einschl. Blut;
3) geringere Anklebeneigung;
4) relativ glatter Schnitt;
5) geringere Koagulationsausdehnung;
6) Reduzierung lokaler Brand- und Explosionsgefahren;
7) Einschalten vor und Ausschalten der HF nach dem Schnitt ohne störende Funken möglich;
8) Ausnutzung der EHT-Koagulationsvorteile bei entsprechender Elektrodenform;
9) kostengünstiger, da längere Elektrodenstandzeit.

Ob auch die bei der Hochfrequenztomie auftretenden Zuckungen in der Muskulatur und im Nervenbereich, die auf thermischen Reizwirkungen beruhen, durch die Flüssigkeitsunterstützung reduziert werden können, ist z. Z. noch nicht genügend experimentell gesichert.

Es steht nun noch zu beweisen, daß sich die heute bekannten gastroenterologischen Hochfrequenztomietechniken, wie Polypektomie, Papillotomie – um nur einige zu nennen –, unter Verwendung verschiedenster Elektrodenformen dahingehend modifizieren lassen, daß sie auch flüssigkeitsunterstützt durchgeführt werden können und sich somit die Vorteile des Elektrohydrothermosationsschnitts ausnutzen lassen. Erste Versuche geben Anlaß zum Optimismus; für weitergehende Aussagen ist es allerdings noch zu früh.

Außerdem stehen auch prinzipiell alle anderen endoskopisch-gastroenterologischen, endoskopisch-gynäkologischen und laparoskopischen Teilbereiche dieser modifizierten Hochfrequenztomie offen.

Es bedarf dazu aber sicher eines gewissen Maßes an Interdisziplinarität, damit alle bekannten und sich noch ergebenden Fragestellungen Beachtung finden können.

Selbst neue operative Aufgabenstellungen, wie sie z. B. die Behandlung von Stenosen am oberen Verdauungstrakt, die endoskopische Resektion beim inoperablen Kardiakarzinom und die Abtragung maligner Tumoren, z. B. aus dem Kolon, darstellen, sollten sich bald in dem Indikationskatalog der flüssigkeitsunterstützten HF-Tomie finden lassen.

Optimistisch gesehen erwarte ich, daß wir mit dieser Technik, die primär für allgemeinchirurgische Maßnahmen von großem Interesse sein dürfte, auch gastroenterologisch erst am Anfang der möglichen Anwendungen stehen.

Ob dieser Technik dann ähnliche Erfolge wie der EHT-Methode zur HF-Koagulation beschieden sein werden, das muß die Zukunft zeigen.

Hochfrequenzdiathermie in der Gynäkologie

Unterschiedliche Wirkung der Hochfrequenzdiathermie und Tubenendokoagulation auf das Endometrium*

H.-H. Riedel

Bei Anwendung der verschiedenen heute bekannten Sterilisationstechniken werden z. T. erhebliche Anteile der Mesosalpinx mit destruiert, was zu einer Beeinträchtigung der nervalen bzw. vaskulären Versorgung der Ovarien führen kann. Bereits 1889 und 1896 haben die Kieler Assistenzärzte Mond und Glaevecke und 1899 der Ordinarius für Gynäkologie und Geburtshilfe der Universitätsfrauenklinik Kiel Richard Werth, die ovariellen Ausfallserscheinungen nach Operationen am Uterus und/oder Adnexen beschrieben.

Während bis Ende der 70er Jahre dieses Jahrhunderts in Publikationen sowie auf nationalen und internationalen Kongressen, die sich mit dem Thema der Tubensterilisation befaßten, hauptsächlich den Primärkomplikationen dieser Technik Bedeutung beigemessen wurde, fanden sich ab 1980 zunehmend Stimmen, die über sog. Spätkomplikationen nach vorausgegangener Eileitersterilisation berichteten. Damit sind keine Sterilisationsversager gemeint, die bei sämtlichen heute bekannten Methoden – wenn auch in unterschiedlicher Häufigkeit – auftreten können. Es geht vielmehr um die Auswirkungen der Eileitersterilisation auf den Ovarialstoffwechsel.

Bereits 1978 waren es Berger et al., 1979 Radwanska et al. und 1982 Radwanska und Dmowski, 1981 Alvarez-Sanchez et al. sowie Donnez et al., 1982 Hargrove und Abraham und 1983 Eibschitz et al. sowie Hulka, die über ein deutliches Absinken der mittleren Progesteron- bzw. E_2-Konzentrationen bei Patientinnen, die nach der Pomeroy-Technik oder mittels monopolarem HF-Strom sterilisiert worden waren, berichteten. Bei clip-sterilisierten Patientinnen dagegen konnten diese Beobachtungen von den genannten Autoren nicht gemacht werden.

Corson et al. konnten 1981 in einem Patientinnenkollektiv, das mittels bipolarer HF-Technik sterilisiert worden war, keine statistisch signifikanten Veränderungen der Progesteron- oder Östradiolkonzentrationen nachweisen; gleiches galt auch für Untersuchungen von Ladehoff et al. 1981 bzw. Sörensen et al. 1983. Da es sich bei diesen Untersuchungen jedoch um Einzelmessungen in der mittleren Lutealphase eines Zyklus handelte, sind diese Studien nur wenig repräsentativ.

Herrn Prof. Dr. med. Dr. med. vet. h. c. Kurt Semm zum 60. Geburtstag gewidmet.

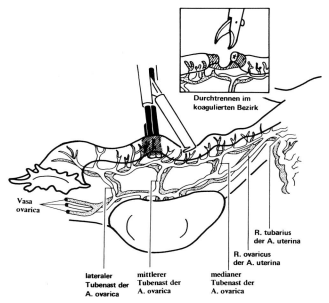

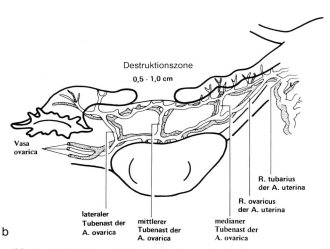

Abb. 1 a, b. Endokoagulation nach Semm in der Technik, wie sie seit 1978 an der Universitätsfrauenklinik Kiel angewandt wird. **b.** Maximales Destruktionsareal bei Anwendung der Endokoagulation. Blutgefäße und Nerven der Mesosalpinx werden nicht beeinträchtigt

Bereits 1951 wiesen Williams et al. darauf hin, daß nach Tubensterilisationen Spätkomplikationen, z. B. Menstruationsstörungen oder auch das vorzeitige Auftreten menopausaler Symptome – wie Hitzewallungen, Schweißausbrüche etc. –, möglich sind. Die Literaturangaben über die Häufigkeit des Auftretens von Menstruationsstörungen post sterilisationem variieren beträchtlich, zwischen 2,5 % (Lang u. Richardson 1968) bis über 56 % (Chamberlain u. Foulkes 1975).

Hinsichtlich der Änderungen im Gefäßverlauf im Bereich der Mesosalpinx nach verschiedenen pelviskopischen Sterilisationsverfahren läßt sich feststellen, daß bei der Ringsterilisation nach Yoon zumindest der R. tubarius der A. uterina zerstört wird, während der R. ovaricus erhalten bleibt.

Bei korrekter Anwendung der Cliptechnik zur Tubensterilisation, z. B. mit Hilfe des Filschie-Clips, wird die Gefäßversorgung über den R. tubarius nicht tangiert. Ähnliches gilt auch für das Endokoagulationsverfahren nach Semm, wenn dieses in der ab 1978 modifizierten Form angewendet wird. Hier wird ausschließlich Tubengewebe zerstört und anschließend eine Durchtrennung inmitten der Koagulationszone vorgenommen. Die Blutversorgung zwischen Ovar und Tube ist keiner Weise beeinträchtigt (Abb. 1).

Das in radikalerer Form von uns von 1973–1978 praktizierte Koagulationsverfahren hingegen hatte auch eine Beeinträchtigung des R. tubarius der A. uterina zur Folge (Abb. 2).

Bei den bipolaren HF-Sterilisationstechniken werden im Mittel etwa 1,5–3 cm Tubengewebe und ca. 0,5–2,5 „Meso" mit dem R. tubarius der A. uterina zerstört. Der R. ovaricus hingegen bleibt erhalten (Abb. 3).

Anders hingegen verhält es sich bei monopolaren HF-Techniken. Hier werden auch mit den normalerweise verwandten Koagulationsleistungen von 30–50 W und Koagulationszeiten von 20–30 s mit verheerender Kraft nahezu regelmäßig nicht nur 3–6 cm Tubengewebe, sondern auch ein Anteil von 2–4 cm Mesosalpinx zerstört, was zumeist mit einer vollständigen Destruktion des R. tubarius und des R. ovaricus der A. uterina einhergeht. Für die Blutversorgung zum Ovar bleibt dann nur noch die A. ovarica übrig (Abb. 4).

Bei der Technik der Laserkoagulation mit Durchtrennung des Tuba uterina im isthmischen Anteil ist zunächst nur ein Destruktionsareal von 0,1 bis 0,2 cm zu verzeichnen. Eine Störung des Gefäß-Nerven-Systems der Mesosalpinx erfolgt hier nicht. Wegen der sehr geringen Gewebedestruktion ist jedoch in hohem Maße mit späteren Rekanalisationen zu rechnen (Abb. 5).

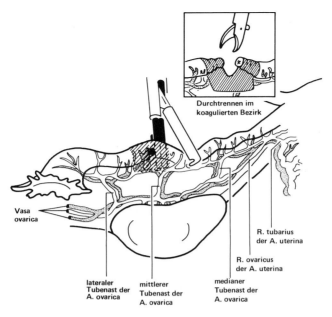

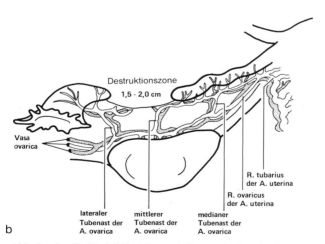

Abb. 2 a, b. „Radikale" Endokoagulationstechnik, wie sie an der Universitätsfrauenklinik Kiel von 1973-1978 Verwendung fand. **b.** Destruktion nach radikaler Endokoagulation mit teilweiser Zerstörung des R. tubarius der A. uterina. Endokoagulation nach 4-12 Wochen

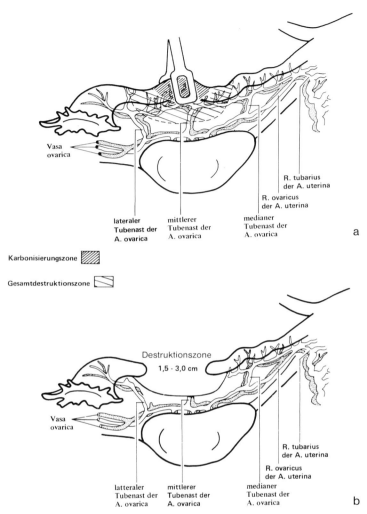

Abb. 3 a, b. Destruktionszone bei Anwendung der bipolaren Hochfrequenzstromkoagulationstechnik. **b.** Destruktionsareal nach bipolarer Hochfrequenzstromsterilisation (nach 4–12 Wochen). Der R. tubarius ist hier zerstört. Der R. ovaricus der A. uterina bleibt jedoch zumeist erhalten

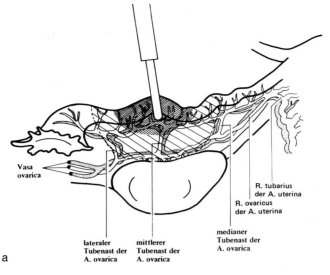

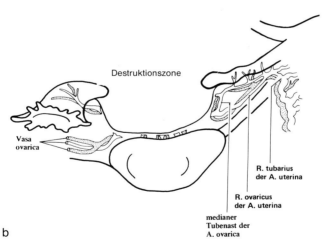

Abb. 4 a, b. Destruktionszone bei Anwendung der monopolaren Hochfrequenzstromkoagulationstechnik. **b.** Destruktionszone nach Anwendung der monopolaren Hochfrequenzstromkoagulationstechnik (nach 4–12 Wochen). Ausgedehnte Zerstörung von Eileiter und Mesosalpinx mit völliger Zerstörung des R. ovaricus und des R. tubarius der A. uterina

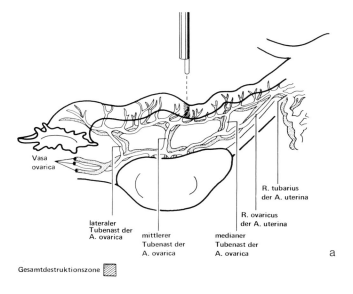
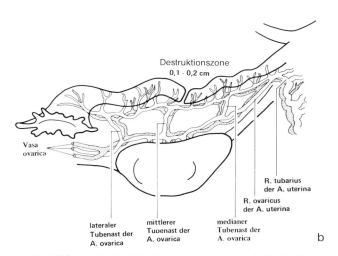

Abb. 5 a, b. Durchtrennung der Eileiter mittels CO_2-Laserkoagulationstechnik. **b.** Destruktionszone nach Anwendung der CO_2Laserkoagulation zur Tubensterilisation (nach 4–12 Wochen). Es liegen hier keine Schädigungen der Mesosalpinx und der in ihr verlaufenden Gefäße sowie Nerven vor

Wie Horstmann 1952 bereits beschrieb, ist die Gefäßversorgung im Bereich der Tuben und des Ovars beim Menschen erheblichen Variationen unterworfen. Es kommt daher auch bei Anwendung sehr destruktiver Sterilisationstechniken natürlich nicht bei allen Patientinnen zu Ovarialinsuffizienzen. Teilweise kann die A. ovarica die Blutversorgung in ausreichendem Umfang übernehmen.

Wie den Studien von Grand (zitiert nach Rioux 1977) sowie Cohen 1983 zu entnehmen ist, ist gleichwohl damit zu rechnen, daß bei einem erheblichen Teil der Frauen – genaue Zahlen kann heute sicher noch niemand nennen – bis zu 2/3 der Blutversorgung des Ovars über den R. tubarius und R. ovaricus der A. uterina verlaufen und daß die Anastomosen zwischen der A. uterina und der A. ovarica für die normale Ovarialfunktion von entscheidender Bedeutung sind.

Aus den Untersuchungen von Borell und Fernström 1953 wissen wir, daß auch eine der beiden Arterien, also die A. uterina bzw. A. ovarica, allein die Gesamtblutversorgung der Adnexe übernehmen kann; dies gilt jedoch nur in Ausnahmefällen. Es ist also mit erheblichen Unterschieden in der Blutversorgung im Bereich von Eileiter und Ovar zu rechnen, ein Umstand, der bei der Interpretation von Untersuchungsergebnissen über die Auswirkung von Eileitersterilisationen auf den Ovarialstoffwechsel natürlich zu berücksichtigen ist.

1983 berichteten El-Minavi et al. über 56 nach verschiedenen Techniken sterilisierte Frauen, bei denen zur Darstellung des Gefäßsystems im Bereich von Uterus, Tube und Ovar prä- und postoperativ Phlebographien durchgeführt wurden. Nach Pomeroy-Technik zeigten 12 von 16 Frauen eine ausgeprägte uterovaginale Varikosis, sowie 7 von 16 eine ovarielle Varikosis. Die ausgedehntesten Veränderungen im Bereich der Beckenvenen fanden sich jedoch bei Patientinnen, die man mittels monopolarer HF-Technik sterilisiert hatte. Alle 7 untersuchten Patientinnen wiesen massive Veränderungen mit Stauungszeichen im Verlauf der Beckenvenen auf. Die genannten Autoren konnten eine Korrelation zwischen dem Grad der Veränderung dieser phlebographischen Befunde und postoperativen Menstruationsstörungen sowie einem Absinken der mittleren Progesteronkonzentrationen in der Lutealphase darstellen.

Schon 1978 haben wir bei 10 Patientinnen, die durch Endokoagulation mit 120 °C und 20 s sterilisiert wurden, prä- und postoperative Blutuntersuchungen vorgenommen mit Bestimmung von Progesteron in der frühen bis mittleren Proliferations- bzw. mittleren Lutealphase.

Zum Vergleich diente uns ein Kontrollkollektiv von 10 Patientinnen, die sowohl hinsichtlich ihres Alters als auch der übrigen Bedingungen identische Voraussetzungen boten: Die Blutabnahmen waren vor der Sterilisation an den Zyklustagen 5 und 6 unmittelbar nach der

Sterilisation sowie an den Zyklustagen 7 und 8 erfolgt und weiterhin in der Lutealphase an den Zyklustagen 17, 19 und 21. In den beiden Folgezyklen wurden die Patientinnen erneut zur Blutabnahme an den Zyklustagen 5, 7 und 9 sowie 17, 19 und 21 einbestellt. Als Ergebnis dieser Untersuchungen stellten wir fest, daß sowohl die prä als auch post sterilisationem entnommenen Blutproben Progesteronspiegel enthielten, die alle im Normbereich lagen und keine signifikanten Unterschiede zu den Ergebnissen des Kontrollkollektivs boten. In der Lutealphase waren sowohl im Zyklus, in dem die Sterilisation erfolgte, als auch in den folgenden Zyklen die mittleren Progesteronwerte größer als 10 ng/ml. Die genannten Untersuchungen fanden 1983 durch die Studien von Helm und Sjöberg ihre Bestätigung. Bei 12 Patientinnen, die mittels Endokoagulation (180 °C, 60 s Koagulationszeit) sterilisiert wurden, konnten sie ebenfalls keine Veränderungen in den prä- und postoperativen Progesteronkonzentrationen nachweisen.

Bei exakter Durchführung der Tubensterilisation nach dem Endokoagulationsprinzip sind meßbare endokrine Veränderungen nicht zu erwarten, da keine Destruktion der in der Mesosalpinx verlaufenden Blutgefäße bzw. Nerven erfolgt. Natürlich ist auch bei dieser Technik eine weitergehende Destruktion – wie schon kurz angedeutet – zu erreichen:
1) bei nicht ausschließlichem Fassen der Tube und Mitkoagulation von Mesogewebe;
2) durch Verwendung höherer Temperaturen und Koagulationszeiten, somit ein Größerwerden des Destruktionsareals;
3) durch mehrfaches Fassen und Koagulieren von Tube und Mesosalpinx.

Auch wir haben zunächst aus Furcht vor Sterilisationsversagern mit dieser Technik eine weitergehende Destruktion der Tuben und in diesen Fällen des Mesogewebes durchgeführt, als dies von uns heute vertreten wird. Demzufolge traten auch bei einer Reihe von Patientinnen, die wir früher mit Endokoagulation sterilisiert hatten, die bereits angesprochenen Spätkomplikationen und auch meßbare endokrine Veränderungen auf.

Bereits 1981 berichteten wir über Nachuntersuchungen bei Patientinnen, die wir zwischen 1972 und 1978 nach der monopolaren HF-Sterilisationstechnik bzw. Endokoagulationsmethode sterilisiert hatten. Hinsichtlich des Auftretens von postoperativen Veränderungen im Menstruationszyklus mit Erforderlichwerden von Folgeoperationen wie Abrasiones oder einer Hysterektomie bzw. auch dem vorzeitigen Auftreten menopausaler Beschwerden fanden wir in der mit monopolarem HF-Strom sterilisierten Patientinnengruppen 3mal höhere Raten (Tabelle 1 und 2).

Tabelle 1. Post sterilisationem in den Folgejahren wegen Menorrhagien oder Menometrorrhagien durchgeführte fraktionierte Abrasionen bzw. Hysterektomien.

	Uterusextirpation		Fraktionierte Abrasionen	
	Zahl der Patientinnen	[%]	Zahl der Patientinnen	[%]
Monopolare Hochfrequenz-Koagulationstechnik (n = 258)	23	8,9	20	7,8
Endokoagulationstechnik (n = 386)	9	2,3	10	2,6
	$p \leq 0{,}004$		$p \leq 0{,}005$	

Tabelle 2. Übersicht über die nach Eileitersterilisation mittels monopolarer Hochfrequenzstrom- oder Endokoagulationstechnik in den Folgejahren zu beobachtenden Menstruationsstörungen

	Sterilisationstechnik			
	Monopolarer HF-Strom (n = 258)		Endokoagulation (n = 386)	
	Zahl der Patientinnen	[%]	Zahl der Patientinnen	[%]
Metrorhagien	22	8,9	7	1,8
Menometrorrhagien	13	5,0	5	1,3
Menorrhagien	5	1,9	5	1,3
Hypermenorrhöen	9	3,5	6	1,6
Hypomenorrhöen	4	1,6	1	0,3
Polymenorrhöen	–	0,4	1	0,3
Oligomenorrhöen	–	–	3	0,8
Poly- und Hypermenorrhöen	7	2,7	7	1,8
Hyper- und Dysmenorrhöen	3	1,2	1	0,3
Amenorrhö	3	1,2	1	0,3
Sonstige Änderungen im Menstruationszyklus	12	4,7	8	2,1
Gesamt	79	30,6	45	11,7

In zyklusgerechten endokrinologischen Untersuchungen haben wir insgesamt 100 dieser Patientinnen primär einbestellt. Dabei beabsichtigten wir, neben der zyklusgerechten Abnahme von Vaginalabstrichen über mindestens 2 Monate regelmäßige Blutabnahmen in der frühen Proliferations- bzw. mittleren Lutealphase durchzuführen. In beiden Gruppen überwogen bei der Auswertung eindeutig die Patientinnen mit postoperativ aufgetretenen Beschwerden. Diese Frauen waren nach eingehender Information über Art und Zweck der Studie gern bereit, regelmäßig zu den Untersuchungsterminen zu kommen, während Patientinnen ohne entsprechende Symptome zumeist nur ein geringes Interesse zeigten.

Während sowohl bei den beschwerdefreien als auch bei den Patientinnen mit postoperativen Störungen im Menstrualzyklus die Progesteronkonzentrationen in der Proliferationsphase mehr oder minder identisch waren, zeigte sich in der Lutealphase doch ein deutlicher Unterschied. Während die mittleren Progesteronkonzentrationen bei Patientinnen, die nach der Endokoagulationstechnik sterilisiert worden waren, ohne Beschwerden bei $18,6 \pm 4,8$ ng/ml lagen, zeigten diese in dem Kollektiv mit postoperativen Beschwerden nur Werte um $10,8 \pm 4,8$ ng/ml und in den entsprechenden Kollektiven nach monopolarer HF-Sterilisation ohne Symptome $12,53 \pm 3,97$ ng/ml bzw. $10,17 \pm 4,88$ ng/ml (in der Gruppe mit Beschwerden).

Auffällig war, daß sowohl in der Proliferations- als auch in der Lutealphase für alle Gruppen die E_2-Konzentrationen zwar im Mittel im Bereich der Normwerte lagen, jedoch erhebliche Schwankungen aufwiesen. Während die E_2-Werte der Endokoagulationsgruppe ohne Beschwerden in der Proliferationsphase bei $91,9 \pm 10,9$ pg/ml und in der mittleren Lutealphase bei $136,5 \pm 15,6$ pg/ml lagen, waren diese in der Gruppe Endokoagulation mit Beschwerden bei $67,1 \pm 23,9$ pg/ml bzw. bei $108,7 \pm 33,33$ pg/ml angesiedelt, in der HF-Gruppe ohne Beschwerden dagegen bei $77,8 \pm 20,8$ pg/ml bzw. in der mittleren Lutealphase bei $115,9 \pm 22,9$ pg/ml, und in der HF-Gruppe mit Beschwerden zeigten sich deutlich gesenkte E_2-Werte mit $43,9 \pm 17,3$ pg/ml bzw. $81,5 \pm 24,3$ pg/ml in der mittleren Lutealphase. Wir fanden bei diesen Untersuchungen auch eine deutliche Erhöhung der mittleren FSH- und LH-Konzentrationen in der frühen Follikel- bzw. Lutealphase. Insbesondere bei Patientinnen mit post sterilisationem aufgetretenen Beschwerden waren die LH- und FSH-Werte teils um das 4- bis 5fache des Normwerts erhöht.

Auffällig war, daß in dem Endokoagulationskollektiv bei den beschwerdefreien Patientinnen, bei denen insgesamt 18 Einzelmessungen erfolgten, sich sämtliche Progesteronwerte während der mittleren Lutealphase über dem international als normal angesehenen Grenzwert von 10 ng/ml Serum befanden.

Bei Zugrundelegung des für das Isotopenlabor der Universitätsfrauenklinik Kiel üblichen Grenzwerts von 12,5 ng/ml waren in der Endokoagulationsgruppe ebenfalls sämtliche Einzelmessungen oberhalb dieses Wertes lokalisiert. Anders dagegen war es bei den Patientinnen der Gruppe, die post sterilisationem in den Folgejahren über Menstruationsbeschwerden oder das vorzeitige Auftreten menopausaler Symptomatiken klagten. Hier betrug der Anteil der Patientinnen, bei denen in der mittleren Lutealphase die Progesteronkonzentrationen unter dem Grenzwert von 10 ng/ml lagen, für das Endokoagulationskollektiv 38 % und für das monopolare HF-Kollektiv 44 %. bei Berücksichtigung des hausüblichen Grenzwerts von 12,5 ng/ml waren dies sogar 47,6 % bzw. 56 %, die überwiegend pathologische Progesteronwerte während der mittleren Lutealphase aufwiesen.

Es ist nur von sehr geringer Bedeutung, ob eine Patientin sofort nach der Sterilisation meßbare Hormonveränderungen aufweist. Viel entscheidender ist, daß die endokrine Situation auch nach einigen Jahren noch nicht beeinträchtigt ist. Dies wird bei radikaler Sterilisationstechniken, wie beispielsweise mit monopolarem HF-Strom, jedoch nur bei einem Teil der Patientinnen gewährleistet; v. a. wohl bei den Frauen, die schon vor der Sterilisation E_2- bzw. Progesteronwerte hatten, die sich im oberen Normbereich oder darüber befanden, so daß hier durch die Reduzierung der ovariellen Durchblutung kein als pathologisch zu geltender Wert bei den postoperativen Kontrollen nachgewiesen wird.

Anders dagegen verhält es sich bei der Gruppe von Frauen, die primär schon im unteren Bereich befindliche Hormonproduktionen aufwiesen. Diese werden durch die Unterbrechung der Gefäß-Nerven-Versorgung zwischen Tube und Ovar so beeinträchtigt, daß im Mittel nach 2,5–3 Jahren nicht nur Regeltempostörungen und/oder vorzeitige menopausale Beschwerden, sondern auch meßbare Veränderungen in den Hormonparametern (Progesteron, E_2, LH und FSH) auftreten.

Bei Nachuntersuchungen, die wir an einem Patientinnenkollektiv, das zwischen 1978 und 1982 mittels Endokoagulation in der modifizierten Technik – also mit alleiniger Destruktion von Eileitergewebe – sterilisiert worden war, fanden wir bei katamnestischen Untersuchungen im Vergleich zu einem Normalkollektiv keine signifikant erhöht auftretenden Menstruationsstörungen. Die Häufigkeit des Auftretens von Regeltempostörungen fand sich statt dessen auch deutlich seltener, als dies bei den Patientinnen, die zwischen 1972 und 1978 mittels monopolarem HF-Strom bzw. Endokoagulation nach Semm sterilisiert worden waren (Abb. 6).

Radwanska et al. 1979 konnte bei 62 % der Patientinnen, die mit Pomeroy- oder Elektrokoagulationstechnik sterilisiert wurden, Proge-

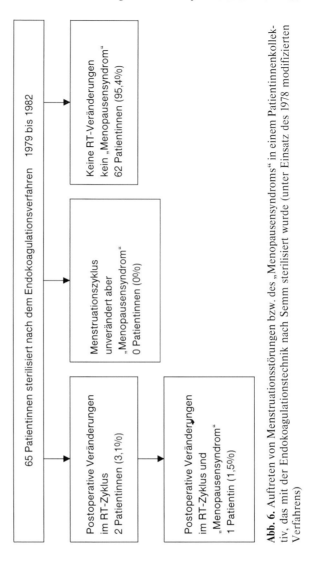

Abb. 6. Auftreten von Menstruationsstörungen bzw. des „Menopausensyndroms" in einem Patientinnenkollektiv, das mit der Endokoagulationstechnik nach Semm sterilisiert wurde (unter Einsatz des 1978 modifizierten Verfahrens)

steronwerte unter 10 ng/ml ermitteln, während dies bei einem Kontrollkollektiv von nicht sterilisierten Frauen nur in 17 % der Fall war. Radwanska et al. wiesen auch darauf hin, daß biphasische Basaltemperaturkurven kein sicherer Anhalt für eine erfolgte Ovulation – und damit eine normale Ovarialfunktion – sind, da bereits Progesteronspiegel von 2–3 ng/ml ausreichen, um die entsprechende Temperaturerhöhung zu bewirken. Dagegen konnten die genannten Autoren in Menstrualzyklen, in denen Schwangerschaften auftraten, also eine gesicherte Ovulation vorlag, in der Lutealphase stets Progesteronwerte über 10 ng/ml messen.

1981 und 1984 berichteten McComb et al., daß nach mikrochirurgischen Operationen bei weißen Neuseeländer Kaninchen durch Fimbriektomie eine Unterbrechung der vaskulären Anastomosen zwischen Ovar und Tube zu erreichen ist und damit die normale Ovulationsfähigkeit der Ovarien beeinträchtigt wird.

Halme et al. führten 1981 Untersuchungen bei 9 Kaninchen gleicher Rasse durch, bei denen eine mikrochirurgische, bilaterale Salpingektomie erfolgte. Im Vergleich zu einem Normalkollektiv fanden sich hier keine Änderungen in der Zahl der Corpora lutea sowie dem Ovarialgewicht oder auch den mittleren Progesteronkonzentrationen.

Zur Überprüfung der verschiedenen Koagulationstechniken haben wir zwischen 1980 und 1982 sowohl morphologische als auch endokrinologische Untersuchungen bei über 400 Neuseeländer Kaninchen durchgeführt. Wir konnten eine eindeutige Korrelation zwischen verwandter Koagulationstechnik und Ausdehnung der postoperativen Destruktionszone nachweisen. Dabei ist insbesondere für die endokrinologischen Untersuchungen zu berücksichtigen, daß im Gegensatz zur menschlichen Tube die Hauptgefäßversorgung des Uterushorns bei Neuseeländer Kaninchen wesentlich tiefer im Mesogewebe verläuft. Lediglich mit der monopolaren HF-Methode erfolgt nahezu regelmäßig eine Zerstörung der A. uterina, was bereits eindeutig makroskopisch zu demonstrieren war.

Die in diesem Versuch verwandten Koagulationsarten, -zeiten und -temperaturen bzw. Stromleistungen sind in Abb. 6 zusammengestellt.

Nach CO_2-Pelviskopie und Koagulation der Uterushörner im distalen Drittel erfolgte bei allen Tieren zunächst über 8 Wochen je einmal pro Woche eine Blutabnahme aus einer marginalen Ohrvene, anschließend wurden die sich im Östrus befindlichen Kaninchen durch Injektion (i. v.) von 50 IE hCG stimuliert und somit in eine Pseudogravidität versetzt.

Danach zeigte sich in der Kontrollgruppe ein deutliches Ansteigen der mittleren Progesteronkonzentration auf 12,96 ± 2,06 ng/ml bis zum 11. Tag und danach ein langsames Absinken der Werte vom 14. bis

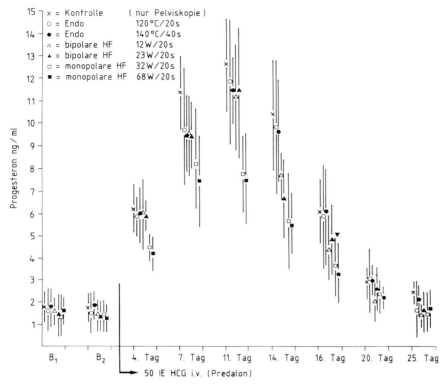

Abb. 7. Progesteronspiegel im peripheren Blut des Neuseeländer Kaninchens vor und nach Koagulation der distalen Uterushörner sowie vor und nach Stimulation mit HCG i. v.

25. Tag bis auf die Basiskonzentrationen. Auffällig und statistisch signifikant war hier die Reaktion der Kaninchen, bei denen eine Koagulation der distalen Uterushörner mit monopolarem HF-Strom durchgeführt worden war.

Während sich die mittleren Basiskonzentrationen für Progesteron nahezu identisch in allen Gruppen verhielten, zeigte sich nach Stimulation der Tiere im Vergleich zum Normalkollektiv bzw. auch zu den nach dem Endokoagulations- bzw. der bipolaren HF-Technik sterilisierten Tieren ein deutliches Zurückbleiben in den mittleren Progesteronkonzentrationen.

Wie bereits bei der Laparotomie makroskopisch feststellbar und durch exakte Ausmessung dokumentiert, war die Gewebedestruktion nach Anwendung der Endokoagulationstechnik bzw. nach bipolarer

Koagulation mit niedrigen Koagulationsleistungen deutlich geringer gegenüber dem Kollektiv, bei dem wir die Koagulation mit monopolarem HF-Strom durchführten. Bei Nichteinbeziehung der A. uterina in die durch die Koagulation erzielte Destruktionszone sind selbstverständlich in der postoperativen Phase – wie wir es hier im Kaninchensystem gezeigt haben – auch keine entscheidenden Veränderungen in der Hormonkonzentration zu erwarten.

Die von Radwanska et al. (1979), Alvarez-Sanchez et al. (1981) sowie Donnez et al. (1981) und einer Reihe weiterer Autoren beobachteten Störungen im Ovarialstoffwechsel durch Anwendung monopolarer HF-Technik bzw. auch der Pomeroy-Methode zur Tubensterilisation können in der durch diese Techniken erreichten großen Gewebedestruktion und der Unterbrechung des Blutflusses über den R. tubarius der A. uterina ihre Erklärung finden. Dies ist um so wahrscheinlicher als bei Kontrolluntersuchungen nach Sterilisationstechniken, die nicht destruktiv sind (wie die Endokoagulation nach Semm oder Clipsterilisation), die aufgezeigten endokrinen Veränderungen nicht meßbar waren.

Bei kritischer Wertung der in der Literatur publizierten Daten über endokrinologische bzw. katamnestische Untersuchungen an nach verschiedenen Techniken sterilisierten Patientinnenkollektiven sind keine absolut geltenden Zahlen festzulegen. Wohl aber muß damit gerechnet werden, daß bei Anwendung radikaler Sterilisationstechniken in den Folgejahren in einem bestimmten Prozentsatz der Fälle gynäkologische Zweitoperationen – bedingt durch das Auftreten von Hypermenorhöen, Metrorrhagien, Menometrorrhagien etc. – erforderlich werden.

Literatur

Aldermann B (1972) Gynaecological illness after sterilization. Br Med J 2:504–505
Alvarez-Sanches F, Segal SJ, Brache V, et al (1981) Pituitary-ovarian function after tubal ligation. Fertil Steril 36:606
Babenerd J, Flehr J (1979) Früh- und Spätkomplikationen durch die Tubensterilisation mit dem Tubla-Clip. Geburtsh Frauenheilk 39:888–891
Battig CG (1968) Electrosurgical burn injuries and their prevention. JAMA 204:1025
Berger GS, Radwanska E, Hammond JE (1978) Possible ovulatory deficiency after tubal ligation. Am J Obstet Gynecol 132:699–700
Beyth Y, Winston RML (1981) Ovum capture and fertility following microscopical fimbriectomy in the rabbit. Fertil Steril 35:464
Black WP (1975) Complications of laparoscopy. Br Med J. 4:137–138
Borell, Fernström (1953) The adnexal branches of the uterine artery. Acta Radiol 40:561–562

Chamberlain G, Foulkes J (1975) Late complications of sterilization by laparoscopy. Lancet II:878
Cohen BM (1982) Tubal anatomy and physiology in relation to oviduct surgery. In: American Association of Gynecologic Laparoscopists. Abstracts, 11th Annual Meeting. Clinical Symposium on Gynecologic Endoscopy, 10.-14. 11. 1982, San Diego. 1-8
Corson SL, Hamilton HPT, Bolognese RJ (1973) Electrical considerations of laparoscopic sterilization. J Reprod Med 11:1
Corson SL, Levinson CJ, Batzer FR et al (1981) Hormonal levels following sterilization an hysterectomy. J Reprod Med 26:363
Decker K, Roos E, Hirsch HA (1977) Strommessungen bei der Tubensterilisation nach dem bipolaren Koagulationsprinzip. Arch Gynaekol 224:40
Decker K, Roos E, Hirsch HA (1977) Strommessungen bei der Tubensterilisation nach dem bipolaren Koagulationsprinzip. Arch Gynaekol 224:40-41
Donnez J, Wauters M, Thomas K (1981) Luteal function after tubal sterilization Obstet Gynecol 57:65
Doyle LL, Barclay DL, Duncan GW, et al (1971) Human luteal function following hysterectomie as assessed by plasma progestin. Am J Obstet Gynecol 110:92
Eaton LW, Hillard J (1971) Estradiol-17β, progesterone and 20-hydroxypregn-4-en-3-one in rabbit ovarian venous plasma: I. Steroid secretion from paired ovaries with and without corpora lutea: effect of LH. Endocrinology 89:105
El-Minawi MF, Mashhov N, Reda MS (1983) Pelvic venous changes after tubal sterilization. J Reprod Med 28:641-648
Eibschitz I et al (1983) Hormonal function after surgical tubal ligation. Int J Fertil 28:38-39
Esposito JM (1973) Electrical burn of the abdominal wall as a complication of fallopian tube cautery. Fertil Steril 24:158
Falck B, Gardmark S, Nybell G, et al (1974) Ovarian influence on the content of norepinephrine transmitter in guinea pig and rat uterus. Endocrinology 94:1475
Frangenheim H (1980) Wie sicher sind die einzelnen Methoden der laparoskopischen Tubensterilisation? Geburtshife Frauenheilkd 40:896
Garite TJ, Gunning JE (1978) Enter the thermal cautery. Contemp Obstet Gynecol 11:99
Glaevecke L (1889) Körperlich und geistige Veränderungen im weiblichen Körper nach künstlichem Verlust der Ovarien und des Uterus. Arch Gynäk 35:1-88
Halme J, Rong ZJ, Wing R, et al (1981) The removal of fallopian tubes has no adverse effect on subsequent ovarian functions in rabbits. Presented at the Tenth Meeting of the American Association of Gynecologic Laparoscopists, Phoenix, 1981, Fertil Steril 38:621-623
Hargrove JT, Abraham GE (1981) Endocrine profile with post tubal-ligation syndrome. J Reprod Me 26:359-362
Helm G, Sjöberg N-O (1983) Progesterone levels before and after laparoscopic tubal sterilization using endotherm coagulation. Am J Obstet Gynecol 62:63-66
Hirsch HA (1974) Verbrennungen bei der laparoskopischen Tubensterilisation und Möglichkeiten ihrer Vermeidung. Geburtshilfe Frauenheilkd 34:345
Horstmann E (1952) Die Muskel- und Gefäßarchitektur des menschlichen Eileiters. Z Zellforsch 37:415-454
Hulka JF (1983) The spring clip: current clinical experiments. In: Phillips JM (Hrsg) Endoscopic female sterilization. American Association of Gynecologic Laparoscopists, Downy, USA, 63-70
Kastendieck E, Mestwerdt W (1973) Tierexperimentelle und klinische Aspekte zur Technik der laparoskopischen Tubensterilisation. Geburtshilfe Frauenheilkd 33:971
Kessel E, Pachauri S, McCann MF (1976) A comparsion of laparoscopic tubal occlusion by cautery, spring-loaded clips and tubal ring. Laparoscopy 19-5:69-90

Kocks J (1978) Eine neue Methode der Sterilisation der Frauen. Zentralbl Gynäkol 26:617–619

Koninckx PR, Heyns WJ, Corvely PA, et al (1978) Delayed onset of luteinization as a cause of infertility. Fertil Steril 29:266

Ladehoff P, Lindholm P, Qvist K, et al Gonadotropin and estrogen levels before and after laproscopic sterilization. Acta Obstet Gynecol Scand

Lang LP, Richardson KD (1968) The implications of a rising female sterilization rate. J Obstet Gynaecol Br Cwth 75:972–975

Larbig J, Goeldner E (1974) Measurement of temperature in laparoscopic tubal sterilization. Endoscopy 6:233

Larbig J, Goeldner E (1974) Measurement of temperature in laparoscopic tubal sterilization. Endoscopy 6:233–236

Liebermann BA, Belsey E, Gordon AG, Wright CSW, Letchworth AT, Noble AD, Niven PAR (1974) Menstrual patterns after laparoscopic using of ai spring-loaded clip. J Obstet Gynecol Br Commonw 81:921–932

Liu DT, Melville HA (1976) Late complications of sterilization. Lancet I:42

Lu T, Chun D (1967) A long-term follow-up study of 1,055 cases of postpartum tubal ligation. J Obstet Gynecol Br Commonw 74:875–880

McCann M, Kessel E (1978) International experience with laparoscopic sterilization. Follow-up of 8,500 women. Adv Planned Parent 12:199

McComb PF, Bourdage RJ, Halbert SH (1981) Suppressed ovulatory function and oviductal microsurgery in the rabbit. Fertil Steril 35:481

Mond R (1846) Kurze Mitteilung über die Behandlung der Beschwerden bei natürlicher oder durch Operationen veranlaßter Amenorrhoen mit Eierstocksconserven (Ovariin Merk) Münch med Wschr 14:314–316

Muldoon MJ (1972) Gynaecological illness after sterilization. Br Med 1:84–85

Neil JR, Noble AD, Hammond GT, Rushton L, Letchworth AT (1975) Late complications of sterilization by laparoscopy and tubal ligation. Lancet II:699–700

Okano K, Matsumoto K, Kotoh K, et al (1966) Progestins in the ovarian vein blood on nonpregnant and pregnant rabbits before and after gonadotropic stimulation. Endocrinol Jpn 13:438

Okano K, Matsumoto K, Kotoh E, Endo H (1966) Progestins in the ovarian vein blood of nonpregnant and pregnant rabbits before and after gonadotropic stimulation. Endocrinol Jpn 13:438–447

Radwanska E, Berger G, Hammond J (1979) Luteal deficienca among women with normal menstrual cycles, requesting reversal of tubal sterilization. Obstet Gynecol 54:189

Radwandska E, Dmowski WP (1982) Hormonal and laporoscopic evaluation of „posttubal sterilization syndrome". In: Hafez ESE (Hrsg) Contraceptive delivery systems, Bd 3, Nr 3/4, MTP Press, Lancaster. 141–192

Riedel H-H (1984) Die Eileitersterilisation und die möglichen Veränderungen des ovariellen Endokriniums der Frau. In: Schirren C, Semm K (Hrsg) Fortschritte der Fertilitätsforschung, Bd 12 Kongreßbericht, Rothenburg o. d. T. Grosse, Berlin, 502–511

Riedel H-H, Semm K (1982a) An initial comparsion of coagulation techniques of sterilization. J Reprod Med 27:261

Riedel H-H, Semm K (1982b) There is no place in gynecological endoscopy for unipolar or bipolar high-frequency durrent. Endoscopy 14:51

Riedel H-H, Semm K (1983) Catamnestic examinations performed after the utilization of two different sterilization techniques. Gynaecol Obstet Invest 15:119–126

Riedel H-H, Ahrens H, Semm K (1981) Late complications according to method. J Reprod Me 26:353

Riedel H-H, Ahrens H, Semm K (1982a) Spätkomplikationen nach Anwendung unterschiedlicher Sterilisationstechniken: Ein Vergleich zwischen der unipolaren Hochfrequenzsterilisation und der Endokoagulation nach Semm. Geburtshilfe Frauenheilkd 43:273

Riedel H-H, Müller L, Mosler H, Semm K (1982b) Devitalisierung und Hämostase durch destruktive Wärme: Ergebnisse enzymhistochemischer und histologischer Untersuchungen an Eileiterpräparaten nach Gewebekoagulation mit Endokoagulation oder Hochfrequenz. Z Gynaecol 104:489

Riedel H-H, Cordts-Kleinworth G, Semm K (1983a) Tierexperimentelle, morphologische und endokrinologische Untersuchungen nach Anwendung verschiedener Koagulationstechniken. Zentralbl Gynäkol 105:1568–1584

Riedel H-H, Cordts-Kleinworth G, Semm K (1983b) Endocrine findlings in rabbits after sterilization with electrocoagulation. J Reprod Med 28:665–670

Riedel H-H, Cordth-Kleinworth G, Semm K (1984) Various coagulation technique tested in rabbit model – results of morphological and endocrinological studies. Endoscopy 16:47–52

Ringrose CAD (1974) Post-tuba ligation menorrhagia and pelvic pain. Int Fert 19:168–170

Rioux J-E (1977) Late complications of female sterilization: a review of the literature and a proposal for further research. J Reprod Med 19:329

Rubinstein LM, Lebherz RB, Kleinkopf V (1977) Sterilization and menstrual disturbances. J Med News 238:1913

Schwimmer WB (1974) Electrosurgical burn injuries during laparoscopy sterilization. Obstet Gynaecol 44:526

Schwimmer (1974) Electrosurgical burn injuries during laparoscopy sterilization. Obstet Gynaecol 44:526–530

Semm K (1974a) Tubal sterilization finally with cauterization or temporary with ligation via pelviscopy. In: Philipps J, Keith L (Hrsg) Gynecological laparoscopy: principles and techniques by smyposia specialists. Miami, 337–359

Semm (1974b) Transabdominale oder transvaginale Eileitersterilisation mit einer neuen Koagulationszange. Endoscopy 6:40–42

Semm K (1975) Eileitersterilisation mittels Schwachstrom. Arch Gynäkol 219:41–43

Semm K (1976) Atlas der Pelviskopie und Hysteroskopie. Schattauer, Stuttgart

Semm K (1977a) Endocoagulation: A new and completely safe medical current for sterilization. Int J Fertil 22:238

Semm K (1977b) Die Mikrochirurgie in der Gynäkologie. Geburtshilfe Frauenheilkd 37:93–102

Semm K (1979) Statistical survey of gynecological laparoscopy/pelviscopy in Germany till 1977. Endoscopy 2:101

Semm K (1982) Advances in pelviscopy surgery. Current problems on obstetrics and gynecology 5; Nr. 10, Liss, New York

Semm K, Mettler L (1980) Technical progress in pelvic surgery via operative laparoscopy. Am J Obstet Gynecol 138:121–127

Semm K, Philipp E (1979) Eileiterregeneration post sterilisationem. Geburtshilfe Frauenheilkd 39:14

Semm K, Philipp E (1980) Vermeidung von Spontanrekanalisationen des Eileiters post sterilisationem. Gynäkol Praxis 4:63–74

Shaikh AA, Harper MJK (1972) Ovarian steroid secretion en estrous mated and HCG-treated rabbits, determined by concurrent cannulation of both ovarian veins. Biol Reprod 7:387

Shell JH, Megers RC (1973) Small bowel injuries after laparoscopic sterilization. Am J Obstet Gynecol 115:285

Sörensen T, Ladehoff P, Lindholm P, et al (1981) Follicular stimulating hormone, luteinizing hormone and estrogen levels before and after female sterilization. Acta Obstet Gynecol Scand 60:559

Stone SC, Dickey RP, Mickal M (1975) The acute effect of hysterectomy on ovarian function. J Obstet Gynecol 121:193

Stone SC, Dickey RP, Mickal A (1975) The acute effect of hysterectomy on ovarian function. Am J Obstet Gynecol 121:193-197

Te Breutl W, Boeminghaus F (1977) Harnleiterläsion bei laparoskopieter Tubensterilisation. Geburtshilfe Frauenheilkd 37:572

Thau R, Lanmann JT (1974) Evaluation of progesterone synthesis in rabbit placentas. Endocrinology 94:925

Thau R, Lanmann JT (1975) Metabolic clearance rates (MRC) and production rates (PR) of plasma progesterone in pregnant and pseudopregnant rabbits. Endocrinology 97:454

Weiner S, Wright KH, Wallach EE (1977) The influence of ovarian denervation and nerve stimulation on ovarian contractions. Am J Obstet Gynecol 128:154

Wille R (1976) Katamnestische Untersuchungen an sterilisierten Frauen. MMW 118:913-916

Williams EL, et al (1951) The subsequent course of patients sterilized by tubal ligation. Am J Obstet Gynecol 61:423-426

Wortmann J (1976) Tubal sterilization. Review of methods. Population Rep [C] 7:73-95

*Hochfrequenzdiathermie
in der Urologie*

Automatisch geregelter Hochfrequenzgenerator für die Urologie

G. Flachenecker

Einführung

Obwohl die TUR insgesamt als ausgereiftes und sicheres Operationsverfahren gilt, muß die Dosierung des Schneidstroms bei vielen heute verwendeten Hochfrequenzgeneratoren als nicht befriedigend bezeichnet werden. Dem Resekteur stehen zwar mehrere, offenbar fein gestufte Einstellmöglichkeiten für den Schneidstrom zur Verfügung, aus denen er nach Erfahrung die beste aussucht. Im allgemeinen ist dies eine Einstellung, bei der während einer ganzen Operation nie ein Hängenbleiben der Schlinge im Gewebe beobachtet wird. Eine genauere Analyse der physikalischen Vorgänge beim Schneiden zeigt aber, daß mit einer solchen Einstellung während des größten Teils der Operation mit überschüssiger Leistung geschnitten wird. Könnte man diese Überschußleistung vermeiden, so würden sich in erster Linie die elektrisch verursachten Risiken der TUR wie Nerven- und Muskelstimulationen, Knallgasbildung und die thermischen Belastungen des Patienten (z. B. in der Harnröhre und an der neutralen Elektrode) reduzieren. Darüber hinaus würde die durch Überschußleistung verursachte Nekrose der Schnittflächen reduziert werden.

Von den Geräteherstellern ist in der Vergangenheit vielfach versucht worden, durch Wahl einer geeigneten Generatorimpedanz eine gewisse Anpassung der abgegebenen Leistung an den wirklichen Leistungsbedarf zu erreichen. Die Unterschiede in den Schneidbedingungen während einer Operation oder zwischen verschiedenen Operationen sind aber so groß und durch so vielfältige Parameter geprägt, daß diese einfache Methode nicht zu wirklich befriedigenden Ergebnissen führen kann.

An unserem Institut wurde daher ein automatisches Regelungsprinzip für einen Hochfrequenzgenerator entwickelt, bei dem die Schneidleistung in jedem Augenblick automatisch auf das wirklich notwendige Minimum geregelt wird. Die Adaptionszeit des Geräts liegt unter 10 ms, was bei einer üblichen Schnittgeschwindigkeit von 1 cm/s einer Schnittstrecke von 0,1 mm entspricht. Damit können selbst die unterschiedlichen Leistungserfordernisse beim Trennen kleinster Arterien berücksichtigt werden.

Mit mehreren Prototypen eines derart geregelten Generators wurde im Laufe der letzten Jahre in mehreren Kliniken eine Vielzahl von Operationen durchgeführt. Als Ergebnis dieser meßtechnisch umfangreich überwachten Operationen können zusammenfassend die folgenden wichtigsten Unterschiede gegenüber herkömmlichen Generatoren genannt werden:

- deutliche Reduzierung der mittleren Hochfrequenzleistung;
- viel geringere Stimulation von Nerven und Muskeln (insbesondere des Nervus opturatorius bei Blasenoperationen);
- glattere Schnittflächen, geringere Nekrose, bessere Gewebeunterscheidbarkeit in der Schnittfläche;
- „schärferer" und damit weicherer Schnitt, insbesondere bei oberflächlichen Präparationsschnitten;
- geringere Störungen von Endofernsehkameras.

Seit Mitte 1984 ist der Generator handelsüblich erhältlich.

Im folgenden wird das Prinzip des verwendeten Regelvorgangs gezeigt und das Konzept des Generators vorgestellt.

Lichtbogen als Regelkriterium

Die Erfahrungen bei der TUR zeigen, daß die Schlinge immer dann eine gute Schneidwirkung hat, wenn sich zwischen Schlinge und Gewebe ein Lichtbogen ausbildet. Bei grober Betrachtung resultiert aus einer unterschiedlichen Stärke dieses Lichtbogens lediglich eine stärkere oder schwächere Nekrotisierung des geschnittenen Gewebes. Nur bei vollständig fehlendem Lichtbogen schneidet die Schlinge nicht mehr.

Ab einem bestimmten Einsatzpunkt des Lichtbogens (bei einer von Fall zu Fall wechselnden Generatoreinstellung) nimmt die Intensität des Lichtbogens stetig zu, wenn man die Generatoreinstellung immer weiter erhöht. Ohne daß sich die Schneidfähigkeit der Schlinge dadurch wesentlich ändert, wird die dabei steigende Überschußleistung zu einem großen Teil im Lichtbogen zwischen Schlinge und Gewebe umgesetzt. Dies führt in steigendem Maße zu Nebeneffekten des Hochfrequenzstroms. Die unangenehmsten Effekte eines überhöhten Lichtbogens sind dessen Gleichrichterwirkung (mit der damit verbundenen Nerven- und Muskelstimulation) sowie thermische Dissoziation des vorhandenen Wasserdampfes und der Zellflüssigkeit zu brennbaren Gasen. Der restliche Teil der Überschußleistung überhöht in allen stromdurchflossenen Teilen des Patienten die thermische Belastung und führt zu unnötig starker Nekrotisierung der Schnittflächen.

Die günstigste Einstellung des Generators ist demnach dann gegeben, wenn während des Schneidens ein möglichst kleiner Lichtbogen zwischen Schlinge und Gewebe brennt. Wegen der großen Variationsmöglichkeiten während eines Schnittes, z. B. durch Gewebeart, Leitfähigkeit des Gewebes und der umgebenden Spülflüssigkeit, Blutgefäße, Schnittiefe und Schnittgeschwindigkeit, vorhergehende Koagulationen usw., gehört zum kleinstmöglichen Lichtbogen aber eine sich ständig ändernde Generatoreinstellung. Der Leistungsbedarf schwankt dabei so rapide und unvorhersehbar, daß eine manuelle Regelung des Generators unmöglich ist. Weiterhin hängt der Leistungsbedarf nur zu einem geringen Teil von der Lastimpedanz des Schlingenstromkreises oder von Primärursachen dieser Impedanz (wie z. B. der Gewebeleitfähigkeit) ab, so daß eine alleinige Beeinflussung der Leistung über die Generatorimpedanz unvollkommen sein muß.

Das Ziel der vorliegenden Arbeit war daher eine automatische Regelung der Hochfrequenzleistung auf minimalen, aber stetig vorhandenen Lichtbogen zwischen Schlinge und Gewebe. Die hierfür verwendete Modellvorstellung des Schneidvorgangs und die daraus

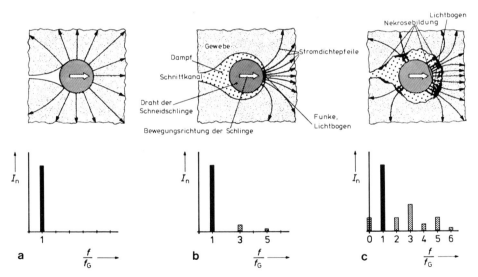

Abb. 1a–c. Schneidvorgang mit Lichtbogen und Stromverteilung bei 3 verschiedenen Generatoreinstellungen *(oben)* und dazugehörige Frequenzspektren des Schneidstroms *(unten),;* **a** ohne Lichtbogen, **b** mit schwachem Lichtbogen, **c** mit starkem Lichtbogen f_G = Generatorfrequenz

ableitbaren elektrotechnischen Möglichkeiten zur Detektion und Messung des Lichtbogens sind in Abb. 1 dargestellt. Im oberen Teil der Abb. 1a–c werden Querschnitte durch den Schlingendraht und das umgebende Gewebe für 3 verschiedene Einstellungen des Hochfrequenzgenerators gezeigt.

In Abb. 1b ist der Generator entsprechend den vorhergehenden Ausführungen optimal, also auf einen möglichst schwachen Lichtbogen eingestellt. Dieser Lichtbogen bildet sich vornehmlich an der Frontfläche der Schlinge in Bewegungsrichtung aus. Durch die im Lichtbogen freiwerdende und die im Gewebe dissipativ entstehende Wärmeleistung wird nur an dieser Stelle die Zellflüssigkeit spontan zum Verdampfen gebracht, was zu einem Aufreißen der Zellwände und zum Schneidvorgang führt. Der hier entstehende Dampf separiert die übrigen Stellen der Schlinge von den nach hinten vorbeilaufenden Schnittflächen des Gewebes. Die hohe Stromkonzentration an der Frontfläche der Schlinge führt zu einem Schnitt mit sehr geringem Leistungsbedarf.

In Abb. 1a sind die Verhältnisse dargestellt, die sich bei einer merklichen Verringerung der Hochfrequenzleistung gegenüber der optimalen Einstellung ergeben würden. Bei fehlendem Lichtbogen liegt nahezu die ganze Schlingenoberfläche am Gewebe an, und die Stromdichte im Gewebe ist viel kleiner als im vorhergehenden Fall. Als Folge davon entsteht eine vergleichsweise langsame Gewebeverkochung mit einem gering wirksamen Trenneffekt statt einer spontanen Zellzerstörung. Die Koagulationswirkung macht das Gewebe hochohmig, so daß niederohmige Transistorgeneratoren aus diesem Zustand heraus schlecht wieder anschneiden. Dies ist ein Grund dafür, warum gerade Transistorgeneratoren aus Erfahrung immer sehr hoch eingestellt werden, mit dem Ergebnis, daß die mittlere Leistung viel höher als die wirklich benötigte ist.

Bei einer deutlich zu hohen Generatoreinstellung läuft der Schneidvorgang etwa wie in Abb. 1c ab. Wegen der überhöhten Leistung bildet sich ein langer und intensiver Lichtbogen an der Schlingenfront aus, das Gewebe wird vor der Schlinge mehr oder weniger „abgebrannt". Wegen der höheren Spannung kann der Lichtbogen aber auch längs der übrigen Schlingenoberfläche zum bereits geschnittenen Gewebe hin zünden und so das Gewebe weiter nekrotisieren.

Will man nun einen Hochfrequenzgenerator automatisch so regeln, daß sich an der Schlinge in jedem Moment eines Schnitts immer annähernd die optimale Situation wie in Abb. 1b einstellt, so muß letztlich ständig der Zustand des Lichtbogens an der Schlinge gemessen werden. Wir verwenden hierzu die nichtlineare Strom-Spannungs-Kennlinie des Lichtbogens.

In einem mit Wechselstrom gespeisten Lichtbogen treten im Bereich des Nulldurchgangs periodisch stromlose Zeitbereiche auf, während denen die sinusförmig schwankende Spannung kleiner als die Zünd- bzw. Löschspannung ist. Dies führt zu einer nichtlinearen Verzerrung des Hochfrequenzstroms. Ist die speisende Generatorspannung rein sinusförmig, also einfrequent, so ist der sich ergebende Strom bei Existenz eines Lichtbogens nicht mehr rein sinusförmig, sondern verzerrt. Diese Verzerrung ist gleichbedeutend mit der Entstehung von Oberwellen, d. h. der Vielfachen der Generatorfrequenz. Da Zünd- und Brennspannung eines Lichtbogens mit der Lichtbogenweite zunehmen, steigen die Verzerrungen mit zunehmender Lichtbogenintensität.

Nimmt man eine rein sinusförmige Generatorspannung an, so würde den unterschiedlichen Schneidzuständen in Abb. 1a–c der jeweils unten angegebene Oberwellengehalt des Stroms entsprechen. Bei zu geringer Generatoreinstellung (Abb. 1a) ist kein Lichtbogen vorhanden. Folglich fehlt die Verzerrung des Stroms. In seinem Frequenzspektrum ist nur die Grundwelle (Generatorfrequenz), aber keine Oberwelle enthalten. Bei optimal kleinem Lichtbogen (Abb. 1b) drückt sich die Nichtlinearität in einem vorhandenen Oberwellenspektrum mit geringen Amplituden aus. Wegen der Symmetrie der positiven und negativen Sinushalbwellen treten zunächst im wesentlichen nur ungeradzahlige Oberwellen, also mit der 3fachen, 5fachen usw. Generatorfrequenz auf.

Bei starkem Lichtbogen (Abb. 1c) tritt dagegen ein intensives Oberwellenspektrum auf. In ihm sind jetzt auch die geradzahligen Vielfachen stark enthalten, zu denen auch die Frequenz Null zählt, also niederfrequente Reizströme. Die geradzahligen Vielfachen entstehen aufgrund der unterschiedlichen physikalischen Eigenschaften des Schlingendrahts und der Gewebeoberfläche, wenn ihre Temperaturen verschieden sind. Dies ist insbesondere bei einem intensiven Lichtbogen gegeben, weshalb die niederfrequenten Reizströme v. a. bei stärkerem Lichtbogen entstehen.

Zur Regelung der Hochfrequenzleistung auf kleinstmöglichen Lichtbogen verwenden wir in unserem Generator das folgende Konzept.

Hochfrequenzgenerator mit lichtbogenabhängiger Leistungsregelung

In Abb. 2 ist das Blockschaltbild unseres Generators angegeben. Die Hochfrequenzleistung wird in einem Leistungsverstärker erzeugt, der von einem Oszillator über einen Modulator angesteuert wird. Während der Oszillator die Hochfrequenzschwingung mit stabiler Frequenz und konstanter Amplitude erzeugt, kann mit dem Modulator die Eingangsspannung des Leistungsverstärkers in ihrer Amplitude zwischen Null und einem Maximalwert geändert werden. Entsprechend ändert sich die Ausgangsleistung des Leistungsverstärkers. Da elektronische Verstärker ebenfalls nichtlinearen Effekten unterworfen sind, entstehen im Leistungsverstärker bereits Oberwellen der Oszillatorfrequenz. Damit diese den eigentlichen Meßwert, nämlich die im Lichtbogen erzeugten höheren harmonischen Frequenzen, nicht überdecken, wird die Hochfrequenzleistung in einem auf die Grundfrequenz abgestimmten Bandpaß gefiltert, bevor sie dem Instrument zugeführt wird.

Der Meßwert kann nun in einfacher Weise im Generator selbst abgegriffen werden. Parallel zum Ausgang des Bandpasses werden die im Lichtbogen erzeugten Oberwellen über einen Hochpaß abgenommen, gleichgerichtet und einem Regler zugeführt. Über den Modulator verändert der Regler die Hochfrequenzausgangsleistung ununterbrochen so, daß der Lichtbogen konstant bleibt. Mit dem Sollwertgeber wird das Ausmaß des Lichtbogens einmalig eingestellt.

Die Abbildung 3 veranschaulicht in einem simultanen Oszillogramm von Strom und Spannung die Wirkungsweise des lichtbogengeregelten Oszillators. Dargestellt ist die Zeit eines Schnittes, also etwa 2 s. Weder Spannung, noch Strom, noch Leistung sind konstant. Insbesondere zum Beginn des Schnittes, also beim Anschneiden (a), und am Ende, beim Abschneiden (c), führt der Generator komplizierte Regelvorgänge aus, um immer gleichen Lichtbogen und damit gleiche Schneidqualität zu liefern. Auffällig ist die Stromspitze (b), zu der der Generator von einem stärkeren Blutgefäß veranlaßt wurde. Bei einem ungeregelten Generator würde an einer solchen Stelle die Spannung zurückgehen. Unser Generator hat die Spannung sogar erhöht, um den eingestellten Lichtbogen auch unter dem Einfluß des arteriellen Blutgefäßes aufrechtzuerhalten.

Bei dem gleichen Schnitt hätte ein herkömmlicher Generator mindestens auf die Spannung eingestellt werden müssen, die unser Generator im Verlauf des Anschneidens gewählt hat. Im übrigen Verlauf wäre dann mit Überschußleistung geschnitten worden, das Abschneiden hätte aber trotzdem zu Schwierigkeiten geführt.

Um besonderen Ansprüchen der Praxis gerecht zu werden, gibt es bei dem serienmäßigen Generator 3 Einstellvariationen für den Lichtbogen. Für Schnellschnitte in der Prostata, ohne Gefahr von Muskelstimulationen, ist ein etwas größerer Lichtbogen erwünscht. Bei Blasenoperationen, mit der Gefahr der N.-opturatorius-Reizung, wird man sich dagegen auf Kosten der Schnittgeschwindigkeit auf den kleinst-

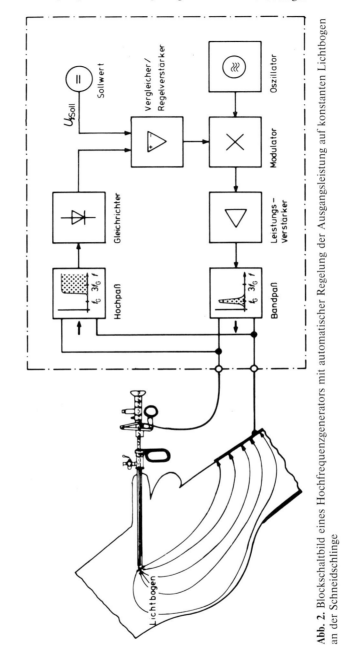

Abb. 2. Blockschaltbild eines Hochfrequenzgenerators mit automatischer Regelung der Ausgangsleistung auf konstanten Lichtbogen an der Schneidschlinge

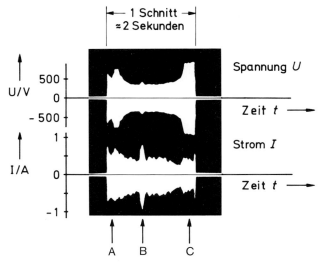

Abb. 3. Spannungs- und Stromoszillogramm während eines Schnittes. *Oben* Spannung, *unten* Strom. *A, B* und *C* markieren Momente mit erhöhtem Leistungsbedarf: *A* Anschneidvorgang, *B* Durchtrennen eines arterillen Blutgefäßes während des Schnittes, *C* Abschneiden am Ende des Schnittes

möglichen Lichtbogen beschränken. Unsere bisherige Erfahrung zeigt, daß die Reizung des N. opturatorius bei Blasenoperationen unter diesen Bedingungen wesentlich geringer ist als mit herkömmlichen Generatoren.

Zusammenfassung

Es wurde ein Hochfrequenzgenerator für die Urologie entwickelt, der seine Ausgangsleistung dauernd auf den kleinstmöglichen Wert regelt, bei dem gerade noch ein geringer, in seiner Intensität vorgebbarer Lichtbogen zwischen Schneidelektrode und Gewebe brennt. Dadurch wird die an den Patienten abgegebene Leistung auf das absolut notwendige Minimum reduziert. Als Folge werden auch die Nebenwirkungen wie Nerven- und Muskelstimulation, Knallgasbildung und Nekrotisierung des Gewebes sowie die Verbrennungsgefahr minimiert.

In anderen Leistungsklassen ist das Regelprinzip auch in jeder anderen hochfrequenzchirurgischen Disziplin anwendbar.

Sachverzeichnis

Abdominalchirurgie, Blutstillung 60
-, endoskopisch 59
Aberrationsstrom 73
Aktivelektrode 98
Amplitudenmodulation 56
Argon-Laser 105

Bandbreite 54
Bicapsonde 105
-, Arten 107 f.
-, Resultate 111
-, Blutungsrezidiv 112
Bikoagulationstechnik 59
Blockschaltbild 155

Crestfaktor 54

Dauerkontraktion 4
Desikkation 34
Diathermie 87
-, Schrittmacher 87
-, Rhythmusstörungen 87
Drahtschlingenelektrode 29

EHT-Sonde 13, 105
-, arterielle Blutung 13
-, Blutungsrezidiv 112
Eierstock 64
Eileitersterilisierung 61, 69, 72
Elektrochirurgie 15
-, Leistungscharakteristik 30
Elektrokoagulation 101, 105
-, monopolare Sonde 105
-, bipolare Sonde 105
-, Perforation 107
-, Resultate 111
Elektromagnetisches Feld, Eindringtiefe 93
Elektroschlinge 98

Elektrostimulation 87
Elektrotomie 101, 115
-, Flüssigkeitsapplikation 115
Endokoagulation, Prinzip 135
-, Technik 136
-, Verfahren 59, 73
Endokoagulator 71

Faradayisierung 83
Faradaykäfig 88
Faradaymodell 63
Faulgase 83
Filschie-Clip 129
Flüssigkeitselektrode 78
Frequenzspektrum 56
Frequenzstabilität 56
Frequenzwahl 54
Fulguration 16, 22
Funkenstreckengenerator 26
Funkenstreckenstrom 20, 99

Generatorimpedanz 151
Generatorspannung, sinusförmig 153
Gewebeerwärmung, passiv 70
Gleichstrom 3

Hämostase 34, 70
Handschweißgeräte 88
Heizungssonde 112
Herzschrittmacher, Defibrillator 89
-, Diathermie 87
-, externe elektrische Felder 88
-, Sicherheitsvorrichtung 88
-, Störquellen 91
HF 4
HF-Anwendung 82
HF-Chirurgie 5, 89
-, Gase 79
-, Geräte 80, 88

-, Geräte, Klassifizierung 43
-, Herzschrittmacher 90
-, Leistungscharakteristik 44
-, Muskelzuckung 79
-, Nebenwirkung 79
-, Steuerverfahren 78
-, Stromkreis 8
-, Regelverfahren 78
-, Überwachung 78
-, Vorsichtsmaßnahmen 92
HF-Diathermie, Herzschrittmacher 92
HF-Elektrode, irreversible Funktionsstörung 94
HF-Endoskopie 4
HF-Generator 7, 31, 60, 80
HF-Koagulation 7, 12 f.
-, Flüssigkeit 12
HF-Leistungseinstellung, degressiv 50
-, linear 50
-, progressiv 50
HF-Schnitt 14
HF-Strom 115
-, monopolar 127
HF-Stromweg 82
HF-Technik, bipolar 81, 83
-, monopolar 83
-, Gewebekoagulation 84
-, Patientensicherheit 38
-, Sterilisation 134
HF-Tomie 5
HF-Tomieelektrode 117
Hochfrequenz 4
-, Chirurgie 9
-, Leistung 43
-, Koagulationstiefe 11
-, Reproduzierbarkeit 56
Hochfrequenzchirurgie, computergesteuert 77
-, Geräte 43
Hochfrequenzdiathermie 4, 15
-, Aufbau 15
-, Endometrium 127
-, Tubenendokoagulation 127
-, Wirkung 127
Hochfrequenzenergie 10
Hochfrequenzgenerator 155
-, automatische Regelung 153 f.
-, De Keating-Heart 16
-, Leistungsregelung 153
-, Regelungsprinzip 149
-, TUR 149

-, Urologie 149
Hochfrequenzkoagulation 67
Hochfrequenzleistung 33, 41, 152
-, Einstellbarkeit 49
-, Schneiden 34
-, Stabilität 52
-, Standardisierung 33
Hochfrequenzleistungszufuhr, angepaßt 77
Hochfrequenzschnitt 115
Hochfrequenzstrom 15, 64
-, bipolar 131
-, Blutstillung 69
-, Darmwandnekrosen 69
-, Destruktionszone 131
-, moduliert 17
-, monopolar 68, 132
-, -, Destruktionszone 132
-, Pelviskopie 59
-, Technik 69
-, unmoduliert 17
Hochfrequenzstromdichte 77
Hochfrequenztomie 117
-, Merkmale 122
-, Vorteile 122
Hohlnadelelektrode 116
Hot-biopsy 100
-, endoskopisch 100
Hotspot 81

Impedanz 77, 80
Isotonie 3

Kapazität 77
Karbonisation 13, 34, 115
Koagulation 33
-, bipolar 15, 17, 31
-, monopolar 99
Koagulationselektroden 14
Koagulationsgrad 54 f.
Koagulationsnekrose 67, 120
Koagulationsstrom 26
Koagulationstiefe 11
Koagulationswärme 61
Konzentration, elektrochemisch 3
Kriechstrom 99
Kryochirurgie 84

Laserchirurgie 84
Laserfotokoagulation 105
Laserkoagulation 129

Sachverzeichnis

-, Blutungsrezidiv 112
-, Destruktionszone 133
Lastimpedanz 151
Leckstrom 30, 56
Leistungsdichte 41
Leistungsmaximum 30
Lichtbogen 150

Mikrochip 75
Mikrochirurgie 19
Mikrokoagulation, Schneideelektroden 21
Mikrotemperatursensor 70
Mikrowelle 4, 94
Mischstrom 26 f., 101
Modulation 52
Modulator 154
Myom 72
Myomenukleationsmesser 71

Nadelelektrode, Nekrosetiefe 120
-, Pin-point Koagulation 21
Neutraleketroden 30
NMR-Anlage 88

Oberwelle 54
Oszillogramm 19
Oszillator 154

Pelviskopie 59, 140
-, Bikoagulationstechnik 59
-, Komplikationen 59
Pin-Point Koagulation 19
Polypektomie 41, 54
-, endoskopisch 99
-, kolorektal 99
-, Komplikationen 102
-, Leistungscharakteristik 49
-, monopolare Koagulation 103
Pomeroy-Methode 142
Potentialdifferenz 3
Progesteronkonzentration 127
Progesteronspiegel 141
Punktkoagulator 71

Reedkontakt 88
Reizfreiheit 4
Reizmuster 4
Ringsterilisation 129
Röhrenstrom 23, 97

Schlingenelektrode 27
Schneideelektrode 116
-, transurethrale Resektion 54
Schneidequalität 40
Sekundärmagnet 88
Sequestrierung 70
Skineffekt 63, 65
-, biologisch 60
Spannungsbegrenzung 78
Spannungsoszillogramm 156
Sterilisation, Endokoagulation 136
Stimulationsimpuls 87
Stromdichte 99
Stromoszillogramm 156
Stromsteuerung 78
Stromverdichtung 66

Temperaturmeßfühler 80
Thermokoagulation 84
Tomieelektrode 14, 115
Tubensterilisation 127, 135
-, Pomeroy-Methode 142
TUR 29
-, Risiken 149

Verschorfungsgrad 26

Wärmekapazität 77
Wärmeleitfähigkeit 77
Wärmemenge 38
Wechselstrom, amplitudenmoduliert 52 f.
-, kontinuierlich 52 f.
-, Modulation 52 f.
-, unmoduliert 52 f.
Widerstandsdraht 64

YAG-Laser 105